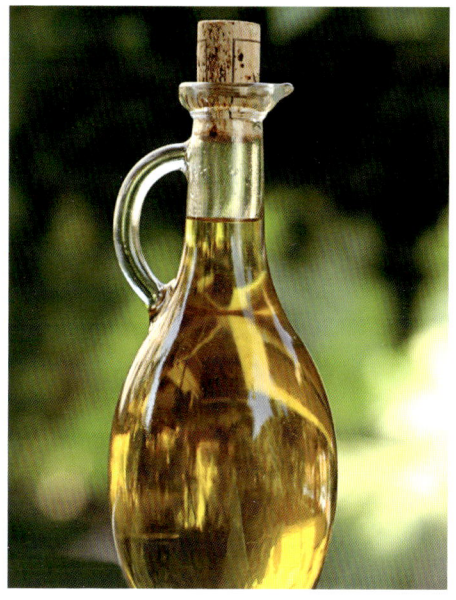

Alle Angaben in diesem Buch wurden nach bestem Wissen
erstellt. Die Angaben erfolgen ohne Verpflichtung oder Ga-
rantie des Autors und Herausgebers. Er übernimmt keine
Verantwortung und Haftung für etwa vorhandene Unklar-
heiten und inhaltliche Unrichtigkeiten. Die Forschung ist
auf diesem Gebiet noch im Fluss. Die gegebenen Hinweise
und Empfehlungen zur Selbsthilfe können bei schweren
Erkrankungen den Arzt oder Heilpraktiker nicht ersetzen.
Es empfiehlt sich deshalb immer, eine zusätzliche medizinische Diagnose vom Behandler einzuholen und sich von
diesem therapeutisch begleiten zu lassen.

21. Auflage 2019
© Copyright Verlag Ernährung & Gesundheit

ISBN 978-3-927676-16-9

W0235559

Inhaltsverzeichnis

Gute Öle sind ein wichtiger Bestandteil einer gesunden Lebensweise. In kaum einem anderen Bereich unserer Ernährung findet man so viele Mythen, gehütete Geheimnisse, Halbwahrheiten, falsche Aussagen und offene Fragen wie zum Thema Fett.

Naturbelassene Fette sind lebensnotwendig.

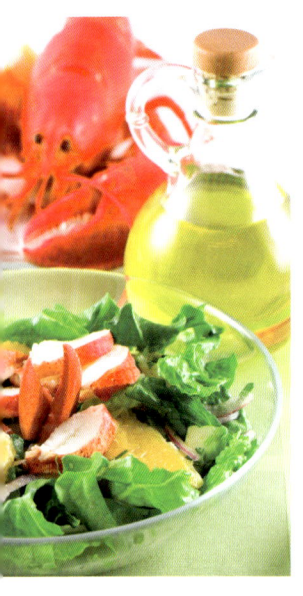

Wie erkenne ich gesundheitsschädliche Produkte?
Was ist besser: gesättigte oder ungesättigte Fette?
Brauchen wir wirklich Fischöle?
Woran erkennt man gute Öle?
Macht Fett wirklich dick?
Gibt es Öle, welche die Fettverbrennung anregen?
Welche Öle verhelfen zu Gesundheit, Vitalität und Schönheit?
Wie viel und welches Fett braucht der Mensch tatsächlich?

Ich möchte mit diesem Buch Licht in den Dschungel dieses wichtigen Bereiches unserer Ernährung bringen.

In der westlichen Welt leiden wir inzwischen an der kollektiven Fettphobie. Fette haben ein denkbar schlechtes Image, obwohl naturbelassene Fette für uns lebensnotwendig sind.

Wenn wir die Begriffe Öle und Fette hören, denken wir an Übergewicht, an hohen Cholesterin- und Blutfettspiegel, an Ablagerungen in den Arterien, an Herzinfarkt und Schlaganfall.

Die Wahrheit ist: Ja, es gibt tatsächlich Fette, die Ihre Gesundheit belasten.
Auf der anderen Seite gibt es aber auch Fettsäuren, die für Ihre Gesundheit unentbehrlich sind und sogar heilende Wirkung haben.

Dieses Buch zeigt auf, warum Ihr Körper dringend einen Ölwechsel braucht. Sie werden in der Lage sein, gesundes Öl zu erkennen.

Der Mythos vom bösen Fett – Macht Fett wirklich fett?

Viele Menschen meiden Fett in der Ernährung wie der Teufel das Weihwasser. Magersüchtige Models geraten schon beim Gedanken an Fett in Panik. Der Modedesigner Karl Lagerfeld machte in der Presse Schlagzeilen, weil er durch eine nahezu fettfreie Diät sehr viel Gewicht verloren hat. Doch kaum jemand stellt sich die Frage „Welche Auswirkung hat eine fettfreie Diät auf meinen Gesundheitszustand?"

Wenn Sie „Low Fat" als Suchbegriff bei Google eingeben, erhalten Sie über 1.220.000.000 Treffer auf deutschsprachigen Seiten. Beim Stichwort „ungesättigte Fettsäuren", die lebensnotwendig sind, sind es nur rund 912.000 Seiten.

(Stand Februar 2019)

Die Empfehlung, Fett zu reduzieren und dafür den Kohlenhydratanteil zu erhöhen, hat sich längst als falsch herausgestellt. Kohlenhydrate haben einen viel geringeren Sättigungswert als Fette, logischerweise bekommt man dann nach Pasta, Pizza, Brot, Getreidegerichten usw. viel schneller wieder Hunger. Gleichzeitig steigt der Insulinspiegel nach Speisen mit einem hohen glykämischen Index sprunghaft an, was den Aufbau der Fettreserven am mittleren Ring und an weiteren ungeliebten Stellen begünstigt.

Kohlenhydratreiche Nahrung ist für Sportler sicherlich gut. Für „Couch-Potatoes" und Büroarbeiter jedoch eher nachteilig.

Lediglich ein Übermaß an schlechten Fetten macht dick. Gute Öle helfen beim Abnehmen.

Der Kanadische Ernährungsexperte Dr. Udo Erasmus hat in seiner Veröffentlichung „Fit mit Fett" schon vor vielen Jahren auf die Nachteile einer kohlenhydratreichen Ernährung hingewiesen.
Gute Öle helfen seiner Erfahrung nach sogar beim Abnehmen. Wissenschaftlich ist dies nachvollziehbar, denn Omega-3-Fettsäuren regen die Fettverbrennung an.

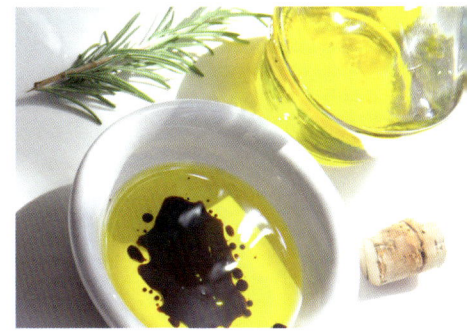

Glauben Sie alles, was die Werbung Ihnen verspricht?

Diät- und Light-Produkte suggerieren, dass man so viel davon essen kann wie man will – ohne zuzunehmen.
Am Beispiel der amerikanischen Nation sieht man allerdings, dass dies nicht der Fall ist. Trotz Low Fat-Diät- und Light-Produkten leiden dort über 50 % an zum Teil massivem Übergewicht.

Das Gegenteil ist der Fall. Wussten Sie, dass künstliche Süßstoffe in der Tierzucht als Masthilfsmittel eingesetzt werden, da sie aufgrund ihres süßen Geschmacks den Appetit anregen?

Vollwertige Lebensmittel, Gemüse und gute Öle helfen gegen den ständigen Heißhunger.

Hinzu kommt, dass der künstliche Süßstoff Aspartam sehr umstritten ist. Es gibt etliche Hinweise darauf, dass Aspartam zu Gesundheitsschäden führt.

Nach einer Veröffentlichung der F.D.A., der amerikanischen Zulassungsbehörde für Lebensmittel und Medikamente kann Aspartam u. a. folgende Symptome hervorrufen: Angstzustände, Asthma, Depressionen, Gedächtnisverlust, Kopfschmerzen, Schlafstörungen, Schwindel, Sprachstörungen und Gewichtszunahmen.

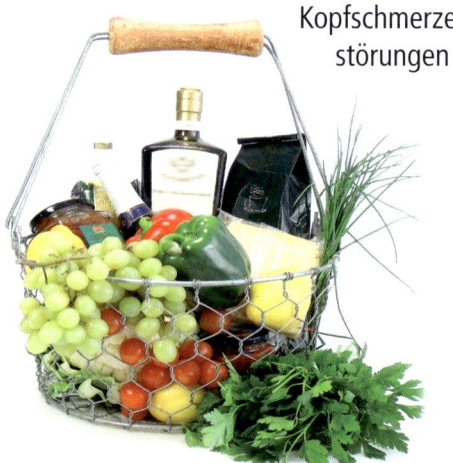

Es gibt 92 gut dokumentierte Symptome infolge einer Aspartamvergiftung.
Die meisten davon sind neurologischer Art wie Parkinson, Multiple Sklerose und Alzheimer.

Die Lösung der Gewichts- und Gesundheitsprobleme liegt nicht in Low Fat- und Light-Produkten, sondern in einer ausgewogenen, naturbelassenen Ernährung.

Omega 3 - wichtiger als das tägliche Brot?

Die Deutsche Gesellschaft für Ernährung empfiehlt, 30% der täglichen Kalorienaufnahme in Form von Fett zu konsumieren. Dies entspricht etwa 80 Gramm. Fette werden von jeder unserer 60 Billionen Zellen unseres Körpers benötigt. Sie erfüllen vielfältige Aufgaben; u. a. schützen sie die inneren Organe vor Kälte, Druck- und Stoßverletzungen.

Omega-3- und Omega-6-Fettsäuren sind lebensnotwendig für uns. Unser Körper kann sie nicht selbst herstellen. Wir müssen die beiden mehrfach ungesättigten Fettsäuren über die Nahrung zu uns nehmen. Dabei ist die Omega-6-Fettsäure in der täglichen Ernährung nicht unter-, sondern überrepräsentiert.

Von besonderem Interesse sind die Omega-3-Fettsäuren. Experten schätzen, dass über 80 % der Bevölkerung in der westlichen Welt an einem Mangel dieser lebensnotwendigen Fettsäuren leiden.

80 % leiden an einem Mangel der lebensnotwendigen Omega-3-Fettsäuren.

Die für unsere Gesundheit so wichtige Alpha-Linolensäure, die zur Gruppe der Omega-3-Fettsäuren gehört, findet man in nennenswerten Mengen nur in Lein-, Hanf-, Walnuss- und Weizenkeimöl sowie in bestimmten Fischarten.

Für die Bezeichnung der Fettsäuren verwendet man auch oft den griechischen Buchstaben Ω.

Jede Zelle braucht Omega-3-Fettsäuren

Einige Aufgaben von mehrfach ungesättigten Fettsäuren:

- sie werden für die Hormonproduktion benötigt

- sie helfen bei der Entgiftung fettlöslicher Toxine (z. B. Pestizide)

- sie sind an der Eiweißsynthese beteiligt

- sie sind wichtig für den Zellstoffwechsel

- Omega-3 in Verbindung mit schwefelhaltigen Aminosäuren sind notwendig für die Zellatmung.

- Omega-3-Fette sind entzündungshemmend und fördern auch die Bildung von Abwehrzellen.

- alle Gelenke werden durch Fett mit Gelenkschmiere versorgt. Wenn Fette fehlen, kann es zu Entzündungen und Degenerationen der Gelenke kommen.

- Fette halten Feuchtigkeit in der Haut zurück. Fehlen Omega-3-Fettsäuren, wird die Haut trocken, schuppig und neigt zu Entzündungen. Auch die Haare verlieren dann ihren Glanz und ihre Elastizität.

Diese Aufzählung gewährt nur einen kleinen Einblick in die wichtigen und vielfältigen Funktionen der mehrfach ungesättigten Fettsäuren. Es gibt noch viel mehr Bereiche im Organismus, in denen Fett und insbesondere Omega-3 eine bedeutende Rolle spielen.

Einige wichtige Aufgaben von Ω-3-Fetten möchte ich im folgenden etwas ausführlicher beschreiben.

Der Herzinfarkt ist in Deutschland nach wie vor die häufigste Todesursache. Im Gegensatz zu früher sterben heute auch immer mehr Frauen daran. Weltweit gibt es viele Studien, die belegen, dass die Gefahr für das erste Auftreten eines Herzinfarktes durch Omega-3-Fettsäuren um 30 - 50 % gemindert werden kann.

Die „Shanghai-Studie", an der über 18.000 Männer teilnahmen, ergab sogar eine Reduzierung des Herzinfarktrisikos um bis zu 70 %, wenn genügend Omega-3-Fette aufgenommen wurden.[7]

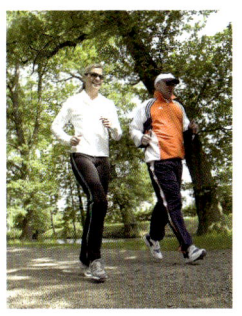

70 % weniger Herzinfarkte durch ausreichend Omega-3-Fette

Die Gründe für eine bessere Herzgesundheit durch die ungesättigten Fettsäuren liegen klar auf der Hand:

1. Der Blutdruck sinkt langfristig, damit wird das Herz enorm entlastet.

2. Das „schlechte" (LDL)-Cholesterin sinkt und das „gute" (HDL)-Cholesterin steigt.

3. Der Triglyceridspiegel sinkt ebenfalls

4. Wenn genügend Omega-3-Fette aufgenommen werden, neigen die Blutplättchen weniger zur Verklumpung. Die Gefahr von Thrombosen und Embolien sinkt somit erheblich.

5. Die Fließeigenschaften des Blutes werden verbessert und die Durchblutung aller Gefäße, auch der Herzkranzgefäße, wird optimiert.

6. Entzündungen werden durch Omega-3-Fette erheblich reduziert. Neuere medizinische Erkenntnisse zeigen, dass dauerhafter Entzündungsstress u. a. zu Herz-Kreislauf-Erkrankungen führt.

Durch diese Übersicht wird klar, dass die wertvollen Omega-3-Fettsäuren fast alle heute bekannten Risikofaktoren

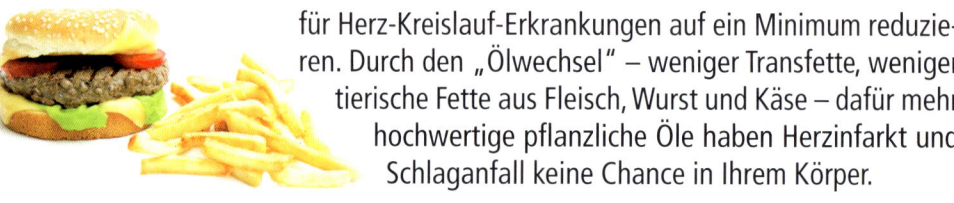

für Herz-Kreislauf-Erkrankungen auf ein Minimum reduzieren. Durch den „Ölwechsel" – weniger Transfette, weniger tierische Fette aus Fleisch, Wurst und Käse – dafür mehr hochwertige pflanzliche Öle haben Herzinfarkt und Schlaganfall keine Chance in Ihrem Körper.

Transfette sind gesundheitsschädlich. Man findet sie in Fast Food, Fertigprodukten und in hocherhitzten Fetten.

Omega-3-Fette schützen vor Diabetes

Unsere heute übliche Ernährung mit vielen Kohlenhydraten aus Zucker und Weißmehl fördert nachweislich die Entstehung von Übergewicht und Diabetes Typ 2. Früher nannte man diese Form „Altersdiabetes". „Zivilisationskost-Diabetes" wäre richtiger.

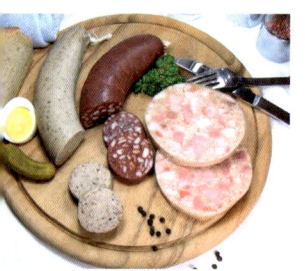

Kohlenhydrate sind „nicht deklarierte" Fette!

Warum? Jedes Mal, wenn Sie Zucker, Brot, Brötchen, Pizza, Pasta, polierten Reis, Getreide oder Kartoffeln essen, steigt Ihr Blutzuckerspiegel an.

Die Bauchspeicheldrüse muss viel Insulin ausschütten, damit der Zucker (Kohlenhydrate werden immer zu Einfachzuckern verstoffwechselt) in die Zellen gelangen kann. Bei einem ständig erhöhten Blutzuckerspiegel durch die heute übliche Ernährung wird erstens die Bauchspeicheldrüse völlig überlastet, und zweitens ein nicht geringer Teil der Kohlenhydrate in Fett umgewandelt.

Manche Wurstsorten enthalten über 50 % Fett.

Unsere 20 Milliarden Fettzellen, überwiegend am Bauch und in der Hüfte, werden so ständig durch die Kohlenhydrat-Mast gefüttert.

Die berühmte Harvard-Studie mit 84.000 Krankenschwestern zeigt: Wenn nur 5 % der Kohlenhydrate durch einfach gesättigte Fette ersetzt werden, dann sinkt das Risiko für Diabetes um 56 %![7]

Omega-3-Fette schützen vor Diabetes

Omega-3-Fettsäuren verbessern die Insulinresistenz. Die Gefahr, an Diabetes zu erkranken, sinkt dadurch erheblich. Risikofaktoren für Diabetes sind: Bewegungsmangel, Übergewicht, Fehlernährung und zu einem geringen Teil erbliche Disposition.

Jeder Dritte in den westlichen Industrienationen hat bereits Diabetes oder die Vorstufe davon (Prä-Diabetes). Durch eine einfache Veränderung in der täglichen Ernährung – weniger leicht verfügbare Kohlenhydrate (Zucker, Weißmehl, etc.), dafür mehr gutes, pflanzliches Öl mit einem hohen Omega-3-Anteil – reduziert sich das Diabetes-Risiko um mehr als 50 %.

Omega-3-Fettsäuren wirken gegen Entzündungskrankheiten wie Rheuma und Arthritis. Das Diabetes-Risiko lässt sich mit guten Omega-3-Fetten um über 50 % reduzieren.

Wenn Sie Kohlenhydrate essen, dann sollten Sie solche mit einem niedrigen glykämischen Index (Glyx) wählen, z. B. Äpfel, Birnen, Beeren, Vollkornprodukte und Nüsse.

Lebensmittel mit einem hohen glykämischen Index wie weißer Reis, Weißmehlprodukte, Bananen und Trockenfrüchte sollten Sie eher selten essen; es sei denn Sie sind Leistungssportler.

Über Omega-3-Fette freuen sich auch Ihre Knochen und Gelenke

Omega-3-Fettsäuren fördern die Bildung der Osteoblasten, dies sind die knochenaufbauenden Zellen. Die Osteoklasten (knochenabbauende Zellen) werden gleichzeitig gehemmt. Des Weiteren sind ungesättigte Fettsäuren auch bei entzündlichen Gelenkerkrankungen wie Rheuma und Arthritis sehr hilfreich.

Wenn man den Omega-3-Anteil in der täglichen Ernährung erhöht, dann nehmen erfahrungsgemäß Gelenkschmerzen ab und die Beweglichkeit der Gelenke verbessert sich. Ein „Ölwechsel" ist auch ratsam, wenn Sie im Alter noch stabile Knochen und bewegliche Gelenke haben möchten.

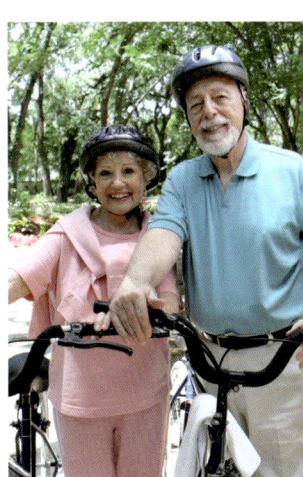

Gute Nerven und ein besseres Denk- und Konzentrationsvermögen mit Omega-3-Fettsäuren

Unser Gehirn besteht zu 60% aus Fett. Die hoch ungesättigten Fettsäuren DHA und EPA machen bis zu 40 % der Gehirnfette aus. DHA und EPA findet man nur in Fischen – hauptsächlich in Kaltwasserfischen und **in Algen**.

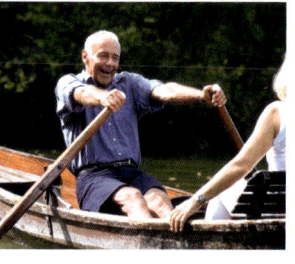

Oftmals sind Meeresfische relativ hoch mit Quecksilber belastet, welches die Gehirnfunktion des Menschen stark beeinträchtigt. Dauerhaft kann unser Körper in der Regel aus der pflanzlichen Alpha-Linolensäure (Omega-3) 5 - 10 % in EPA und DHA umwandeln. Liegt Enzymmangel oder ein genetischer Defekt vor, funktioniert die Synthese von EPA und DHA nicht.

Bewegung, vollwertige Ernährung, Vitamine, Antioxidantien und gute, hochwertige Öle sind die besten Anti-Aging-Maßnahmen.

Menschen, die keinen Fisch essen möchten, können auf ein pflanzliches Öl zurückgreifen, welches mit Algen angereichert wurde.
(Omega-3-DHA nach Dr. Udo Erasmus)

Mehrfach ungesättigte Fettsäuren halten auch die Hüllen der Nervenzellen geschmeidig, was für die Informationsübertragung sehr wichtig ist. Die Myelinschicht, eine Membran, die jede Nervenzelle umgibt, besteht zu 75 % aus Fett (aus Omega-3- und Omega-6-Fetten).

Eine Studie mit über 1.600 Personen hat gezeigt, dass diejenigen, die viele Omega-3-Fettsäuren aufnahmen, geistig reger waren als diejenigen, die „schlechte Fette" konsumierten.

Nach Dr. Klinghardt schützt die fettreiche Myelinschicht unsere Nerven zu einem gewissen Grad auch vor den negativen Einflüssen des Elektrosmogs.

Omega-3 für die Sehfähigkeit

Billige Speiseöle enthalten durch das Erhitzen, Bleichen und Desodorieren kein Lecithin mehr. Lecithin ist jedoch unentbehrlich für die Funktion des Gehirns und der Nerven.

Omega-3-Fettsäuren verbessern nachweislich die Intelligenz, die Konzentrations-, Reaktions- und Merkfähigkeit sowie die Stimmung. Neuere Forschungen weisen darauf hin, dass „gute Fette" vor Depression und Alzheimer-Erkrankungen schützen.
Noch ein Grund mehr für einen „Ölwechsel"!

Die Omega-3-Fett-säuren haben einen Wohlfühleffekt im Gehirn.
Sie erhöhen den Spiegel der Neuro-transmitter wie Serotonin und Dopamin.

Das Auge isst auch mit ...

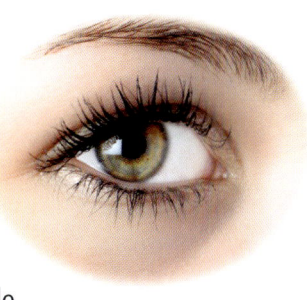

… im wahrsten Sinne des Wortes. Unser Auge braucht aus der Nahrung viele Schutzstoffe, um nicht an Sehschwäche zu erkranken. Es sind vorwiegend die sekundären Pflanzenstoffe, die unser Auge vor der Makula-Degeneration schützen. Die Carotinoide Lutein und Lycopin, die z. B. im Hokkaidokürbis und in der Tomate enthalten sind, schützen unsere Augen ebenso wie Heidelbeeren und andere farbige Gemüsesorten.

Auch unsere Augen benötigen Omega-3-Fette.

Das Arbeiten vor einem Bildschirm kann den Bedarf an Carotinoiden um das fünfzigfache steigern. Hier ist die Süßwasseralge Spirulina eine ideale Nahrungsergänzung, da sie im Vergleich zu Karotten 14mal soviel Beta-Carotin enthält. Die mehrfach ungesättigte Fettsäure DHA ist ganz wichtig für die Funktion der Netzhaut. Fehlen Omega-3-Fette, kann dies zu einer Einschränkung der Sehfähigkeit führen.

Trockene und entzündete Augen können ebenfalls ein Hinweis auf Omega-3-Mangel sein.

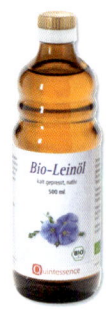

Leinöl ist die reichhaltigste Quelle an Omega-3-Fettsäuren.

Wie viel Omega-3 braucht der Mensch?

Nach Ansicht der US-Lebensmittelbehörde „Food & Drug Administration (FDA)" sind mindestens 0,5 Gramm Omega-3-Fette am Tag nötig. Laut Ernährungsbericht der Deutschen Gesellschaft für Ernährung (DGE) aus dem Jahr 2004 nehmen wir in Deutschland noch nicht einmal dieses Minimum zu uns. Männer führen sich mit 0,25 Gramm gerade mal die Hälfte und Frauen mit 0,15 Gramm weniger als ein Drittel der empfohlenen Menge pro Tag zu. Die Schätzung der WHO, dass über 80 % der Menschen einen Ω-3-Mangel haben, trifft sicher auch auf die deutschsprachigen Länder zu.

In dem Fachbuch „Heilen mit Nährstoffen" werden 2 Gramm Omega-3-Fettsäuren für den täglichen Bedarf empfohlen.

Die DGE empfiehlt gegen den Ω-3-Mangel Raps- und Walnussöl, obwohl in 100 g Walnussöl nur 13 g Ω-3-Fette enthalten sind. Beim Rapsöl sind es sogar nur 9 Gramm Ω-3 pro 100 g Öl.

Man fragt sich als vernünftiger Mensch, warum kein Leinöl empfohlen wird, denn in 100 Gramm Leinöl sind 55 Gramm Ω-3-Fettsäuren enthalten.

Dr. Johanna Budwig empfahl täglich bis zu 6 Esslöffel Leinöl (= ca. 33 Gramm Ω-3).

Die Jahrzehnte lange Erfahrung mit der Öl-Eiweiß-Kost hat gezeigt, dass diese Mengen an Ω-3 notwendig sind, um gesund zu werden und zu bleiben.

Dr. Udo Erasmus empfiehlt 1 Eßl. Öl (Ω-3 und -6 im optimalen Verhältnis) pro 25 kg Körpergewicht.

Omega-3-Fettsäuren als Schutz vor Krebs

Auf der Insel Kreta leben die Menschen im Schnitt rund 10 Jahre länger als bei uns. Kreter haben nur ein Zwanzigstel der Herzinfarkte und die Hälfte der Krebshäufigkeit, verglichen mit Nordeuropäern. Erklärungen gibt es viele: weniger Stress, mehr Obst und Gemüse, Olivenöl, aber auch vermehrt Omega-3-Fette aus Pflanzen und Fisch.

Die Kombination von Omega-3-Öl mit Quark verbessert die Sauerstoffaufnahme in den Zellen erheblich.

Es gibt mehrere Gründe, warum gute Fette vor Krebs schützen können:

1. Ein gutes Öl enthält von Natur aus aufgrund der schonenden Herstellung Vitamin E. Dieses schützt vor Zellschädigungen durch freie Radikale.

2. Omega-3-Fette verbessern die Sauerstoffversorgung in der Zelle. Krebs ist immer auch gleichbedeutend mit einem Sauerstoffmangel in der Zelle. Die Kombination von Omega-3-Öl mit Quark verbessert die Sauerstoffaufnahme in den Zellen erheblich.

   2 Esslöffel Leinöl werden mit 50 g Quark vermischt. Zum Frühstück ideal ist die süße Variante mit Leinsamenschrot, Honig, etwas Milch und Früchten der Saison. Abends pikante Variante mit Kräutern und Gewürzen.

3. Omega-3-Fettsäuren vermindern Entzündungsherde im Körper. Chronisch-entzündliche Erkrankungen sind mit einem erhöhten Krebsrisiko verbunden.
   Aus einer chronischen Leberentzündung kann sich ein Leberkarzinom entwickeln. Eine permanent entzündete Speiseröhre (z. B. durch Sodbrennen) kann auf Dauer zu Krebs in diesem Bereich führen.
   Egal, wo sich der Entzündungsherd befindet, ob unerkannt im Kiefer- oder Stirnhöhlenbereich, in der

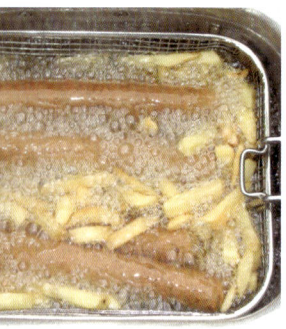

Magenschleimhaut oder sonst wo, die Krebsgefahr ist immer gegeben.

Eine Studie aus den USA zeigt, dass Menschen mit einem erhöhten CRP-Wert (Entzündungsmarker) ein doppelt so hohes Risiko haben, an Darmkrebs zu erkranken, als jene mit CRP-Werten im Normbereich.

Da Omega-3-Fette anti-entzündlich wirken, spricht auch dies für einen „Ölwechsel" in Ihrer Küche.

„Killer-Fette" erhöhen das Risiko, an Krebs zu erkranken.

Im Gegenzug dazu ist es wichtig, „Killer-Fette" zu vermeiden. Damit sind Transfettsäuren gemeint, die in nahezu jedem Fertigprodukt vorkommen. Transfettsäuren gelten als potentiell krebsauslösend.

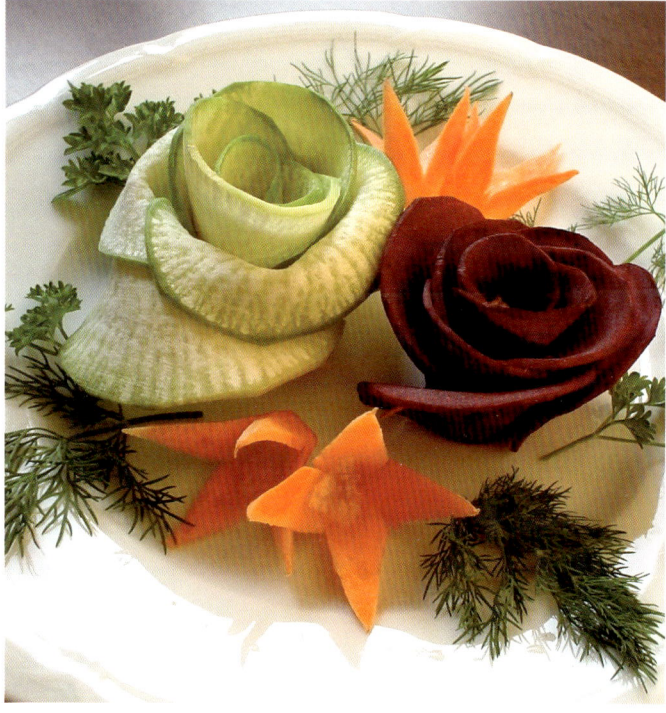

Die mediterrane Ernährung schützt vor vielen Erkrankungen.

Die Chemie der Fette

Ohne allzu tief in die Chemie abzutauchen, sollte man doch folgendes wissen: Fette bestehen hauptsächlich aus Kohlenstoff (C) und Wasserstoff (H). Bei einer ungesättigten Fettsäure findet man so genannte Doppelbindungen am C-Atom.

Kaufen Sie kein Leinöl, das ungekühlt im Regal steht.

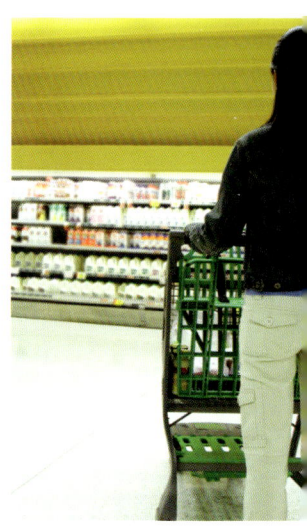

Das sieht dann in chemischen Formeln so aus:

Einfachbindung (gesättigt)   Doppelbindung (ungesättigt)

$$-\overset{\displaystyle H}{\underset{\displaystyle H}{C}} - \overset{\displaystyle H}{\underset{\displaystyle H}{C}} - \qquad\qquad -\overset{\displaystyle H}{C} = \overset{\displaystyle H}{C} -$$

Mehrere Doppelbindungen (mehrfach ungesättigt)

$$-\underset{\displaystyle H}{C} = \overset{\displaystyle H}{\underset{\displaystyle H}{C}} - \overset{\displaystyle H}{\underset{\displaystyle H}{C}} - \underset{\displaystyle H}{C} = \overset{\displaystyle H}{\underset{\displaystyle H}{C}} - \overset{\displaystyle H}{\underset{\displaystyle H}{C}} -$$

Die Bezeichnungen Omega-3-6-9 geben an, an welcher Stelle in der Kohlenstoffkette (C) sich die erste Doppelbindung befindet. Bei der Omega-3-Fettsäure ist dies nach dem dritten C-Atom der Fall.
Die mehrfach ungesättigten Fettsäuren sind reaktionsfreudiger als gesättigte Fettsäuren. Dies hat verschiedene Auswirkungen.
Ungesättigte Fette verbessern die Zellfunktion. So wird unter anderem die Rezeptorfähigkeit für Insulin verbessert. Mit anderen Worten: Ω-3-Öle, die in Lein- oder Hanföl vorkommen, helfen Diabetes vorzubeugen.

Transfette – über die wir später noch mehr erfahren, begünstigen die Entstehung von Diabetes und anderen Zivilisationskrankheiten.

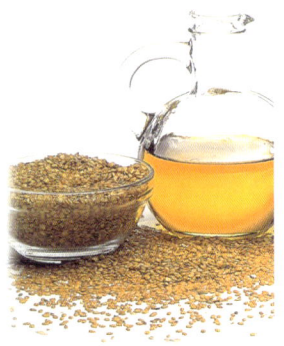

Öle mit ungesättigten Fettsäuren – vor allem Leinöl (beste Quelle für Ω-3-Fettsäuren) – sind für unsere Gesundheit von unschätzbarem Wert. Aber gerade beim Leinöl muss man auf höchste Qualität achten, denn durch den hohen Anteil an ungesättigten Fetten oxidiert es leicht. Leinöl sollte daher immer kühl und vor Licht und Sauerstoff geschützt gelagert werden. Hier gilt die Regel: **Je frischer, desto besser.**

Leinöl, das im Laden ungekühlt im Regal steht, sollte man dort stehen lassen oder im besten Fall seine Naturholzflächen in der Wohnung damit einölen.

Wenn ungesättigte Fette erhitzt oder chemisch gehärtet werden, entstehen die berühmt-berüchtigten Transfettsäuren – egal, ob dies in der Ölfabrik oder bei Ihnen in der Küche passiert.

Sie tun Ihrem Körper einen großen Gefallen, wenn Sie nie, nie, nie mehr ungesättigte Fette wie Sonnenblumen-, Raps-, Lein-, Hanf-, Kürbiskern-, Oliven-, Sesam-, Soja- und andere Samenöle zum Erhitzen verwenden!

Diese Öle dürfen erhitzt werden:
Kokosöl,
Rotes Palmenöl,
Erdnussöl

Es gibt nur wenige Fette, die sich zum Erhitzen eignen: Ghee (geklärte Butter), Erdnussöl, rotes Palmenöl und Kokosöl. Wenn pflanzliche Öle aus Sonnenblumen, Raps, Distel etc. über den sogenannten Rauchpunkt erhitzt werden, entstehen immer krebserregende Stoffe. Bei den meisten Ölen ist dies bei 120 - 150° C der Fall.

Zum Backen eignet sich am besten Kokosfett oder die altbewährte Butter. Beide Fette bestehen natürlicherweise aus gesättigten Fetten, die nicht oxidieren.
In der ayurvedischen Küche wird Ghee verwendet. Dies ist geklärte Butter. Ghee eignet sich ebenfalls zum Andünsten von Gemüse.
Sie können aber auch nach dem Kochen Ω-3-haltige Öle über die warmen Speisen geben.

Wie man aus hochwertigen Lebensmitteln minderwertige Nahrungsmittel macht ...

Öle werden aus Ölsaaten wie Sonnenblumenkernen, Sesamsamen, Sojabohnen, Raps oder aus Nüssen gewonnen.
In der Nahrungsmittelindustrie geht man nicht gerade zimperlich mit diesen Lebensmitteln um.

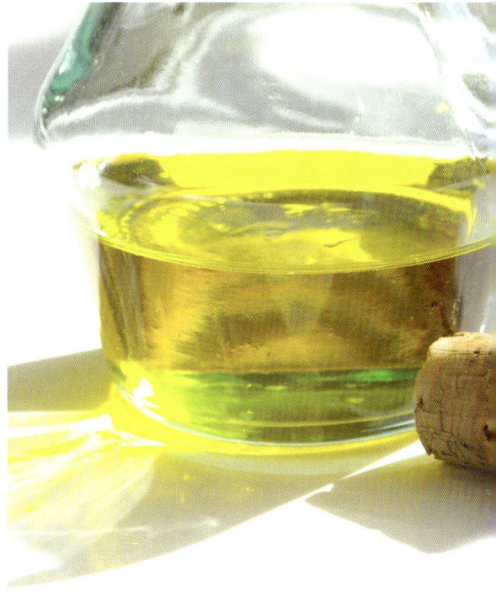

- Die Ölsaaten werden zertrümmert und bei 120° C ca. zwei Stunden lang gekocht, um die Zellwände völlig aufzubrechen. Dadurch erhöht sich die Ölausbeute. Dann werden die Ölsaaten mit einem hohen Druck durch eine Mühle gepresst. Durch den hohen Druck steigt die Temperatur des Mahlgutes auf ca. 85 - 95° C, in manchen Extremfällen bis zu 170° C.

- Nichtsdestotrotz darf sich ein solches Öl hinterher noch „kaltgepresst" nennen. Solange von außen keine Hitze zugeführt wird, um die Ölfördermenge noch mehr zu erhöhen, ist diese Augenwischerei zulässig. Im Grunde ist es ein Betrug am Konsumenten. Sie kaufen ein Öl mit der Aufschrift „kalt gepresst" und dieses wurde vor der Pressung zwei Stunden einer Temperatur von 120° C und beim Pressen nochmals durch den Pressdruck einer Temperatur von über 90° C ausgesetzt.

Die Bezeichnung „kalt gepresst" ist oft Augenwischerei.

Da alle wertvollen Vitalstoffe wie Vitamine und sekundäre Pflanzenstoffe hitzeempfindlich sind und bei Temperaturen über 45° C Schaden nehmen, sind industriell hergestellte Öle meist wertlos.

Öl wird von der Nahrungsmittelindustrie für die Haltbarkeit und nicht für die Gesundheit hergestellt.

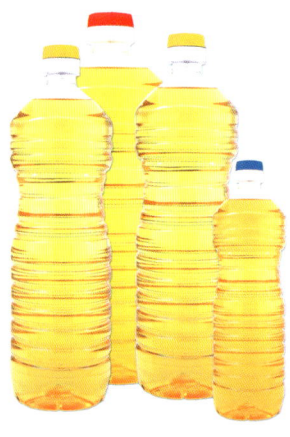

Durch Hitze werden Fettsäuren von der Cis- in die Transform gebracht. Letztere begünstigt die Entstehung von Krebs und anderen schweren Krankheiten.

- Als nächstes wird die ausgepresste Fruchtmasse mit einem chemischen Lösungsmittel (n-Hexan oder Benzol) vermischt. So können auch noch die letzten Ölreste aus dem Samen herausgeholt werden. Auch wenn man das Lösungsmittel hinterher auf chemischem Wege wieder entfernt, bleiben doch immer Reste dieser Chemikalien im Öl zurück. Benzol zählt zu den krebserregenden Substanzen.

- Danach wird das Öl entschleimt. Ein gutes, hochwertiges Öl enthält oftmals am Boden der Flasche einen Bodensatz aus Phosphatiden, Lecithin, Acetylcholin und sekundären Pflanzenstoffen. Alles Substanzen, die für unsere Gesundheit wichtig sind.
  Lecithin wird von jeder Zelle, vor allem von Gehirn- und Nervenzellen benötigt.

  In der Ölindustrie ist dieser gesundheitsfördernde Bodensatz nicht beliebt, denn es sieht für den Verbraucher nicht appetitlich aus. Der unwissende Verbraucher möchte lieber ein glasklares und geruchloses Öl.

- Ein gutes, hochwertiges Öl, das unter optimalen Bedingungen (gekühlt, lichtgeschützt und unter Ausschluss von Sauerstoff) abgefüllt wurde, hat einen hohen Gehalt an natürlichem Vitamin E (Tocopherol) und ist maximal ca. 8 Monate haltbar.

  Dies widerspricht den Interessen der Nahrungsmittelindustrie. Diese möchte erstens ein Öl, das ungekühlt im Regal stehen, zweitens in helle Glas- oder Plastikflaschen abgefüllt werden kann und drittens auch nach jahrelanger Lagerung nicht ranzig schmeckt.

Daher wird das Öl nach der Entschleimung zu allem Übel für eine halbe Stunde bei 110° C gebleicht und mit einer Mixtur von verschiedenen Chemikalien, Kleie und Ätzkalk versetzt.

Dies entfernt die Farbpigmente des Öls. Das wertvolle Chlorophyll und das gesundheitsfördernde Beta-Carotin werden für ein besseres Aussehen geopfert.

- Während diesem gesamten Procedere war das Öl in Kontakt mit Sauerstoff. Durch Oxidation wird das Öl ranzig, gesundheitsschädlich und es riecht übel.

„Durch diese Verarbeitungsschritte werden ungesättigte Fettsäuren zu erbgutschädigenden und krebserregenden Toxinen.
Ein derartiges Öl ist ein Gift, das als Nahrungsmittel verkauft wird."

Christian Dittrich

Doch auch hier hat die Industrie eine Lösung gefunden: Die Desodorisation, d. h. das Öl wird unter hohem Druck im Dampf bei 270° C für eine halbe Stunde sterilisiert.

Diese Wasserdampfbehandlung muß nicht deklariert werden. Danach wird das Öl in Flaschen abgefüllt und mit dem Etikettenschwindel „kalt gepresst" (was ja auch teilweise richtig ist, denn beim eigentlichen Pressen ist es ja gar nicht nötig, extern Hitze zuzuführen) zur Vermarktung freigegeben.

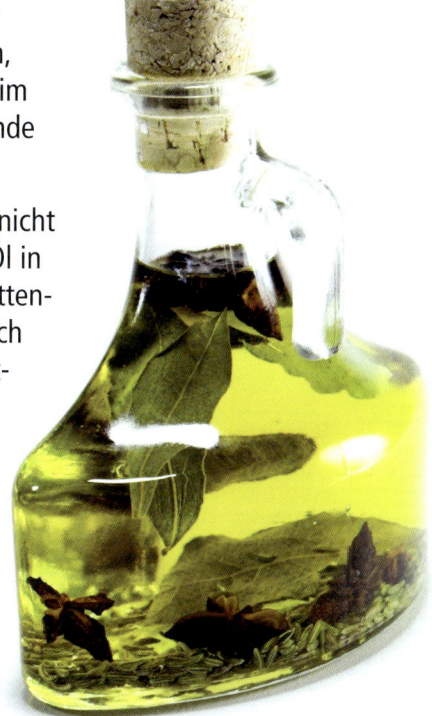

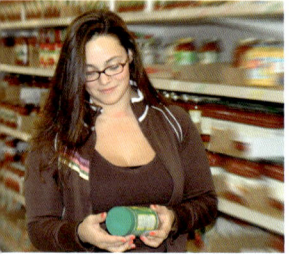

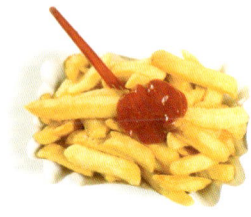

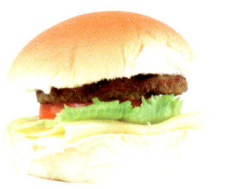

Killerfette sind in fast allen Fertiggerichten versteckt.

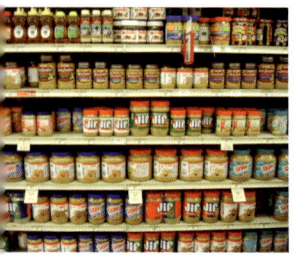

Transfette – die Killerfette

Dr. Budwig, Dr. Udo Erasmus und andere Ernährungsexperten weisen immer wieder auf die Gefährlichkeit von Transfetten hin. Was ist das? In diesem Buch wurde der Begriff schon mehrmals erwähnt, doch möglicherweise haben Sie dieses Wort vorher noch nie gehört. In der Natur kommen Öle nur in der „Cis-Form" vor. Ab einer Temperatur von ca. 150 °C werden ungesättigte Fettsäuren in die „Trans-Form" umgewandelt.

trans-Fettsäuren

cis-Fettsäuren

Im Chemiebuch sieht diese Veränderung nicht besonders spektakulär aus.

Na und? Werden Sie womöglich denken. So ein bisschen Veränderung kann doch nicht schaden, oder? Es schadet sehr wohl, wenn Sie ein solches Öl verwenden. Mit Trans-Fetten können unsere Zellen nichts anfangen. Da sie ähnlich aussehen wie die Cis-Fette, werden sie zwar im Körper eingelagert, aber die Trans-Fette haben die Funktionalität für unsere Zellen vollständig verloren. Die Trans-Form ist nicht in der Lage, die biochemischen Aufgaben der Fette zu erfüllen. Enzyme, Hormone, Zellmembranen brauchen die Cis-Form der ungesättigten Fette – und nur diese!

Wie ein falscher Schlüssel, der zwar in ein Schlüsselloch passt, aber die Tür nicht öffnen kann, blockieren Trans-Fettsäuren obendrein noch die Stellen, an denen Cis-Formen eine wichtige Aufgabe zu erfüllen haben.

Diabetes kann durch Ernährungs-umstellung und Gewichtsabnahme gestoppt werden.

Dazu ein Beispiel:
Unsere Zellen verfügen über Insulinrezeptoren. Essen wir kohlenhydrathaltige Nahrung, schüttet die Bauchspeicheldrüse Insulin aus. Insulin hat die wichtige Aufgabe, den Zucker in die Zellen zu schleusen, wo er zur Energiegewinnung gebraucht wird. Sind die Insulinrezeptoren durch eingelagerte Trans-Fettsäuren blockiert, dann kann der Zucker nicht mehr in die Zellen kommen. Er bleibt im Blut. Mann oder Frau leidet an hohem Blutzucker: „Diabetes mellitus". Das bedeutet frei übersetzt „honigsüßer Urin".

Hoher Blutzucker schadet dem gesamten Organismus, daher wird versucht, den Zucker über den Urin auszuscheiden – er schmeckt süß. Noch vor hundert Jahren haben Ärzte durch eine Uringeschmacksprobe Diabetes festgestellt. Heute gibt es praktische Testmöglichkeiten dafür.

Im Zusammenhang mit Diabetes spricht man inzwischen von einer Volksseuche. Über 6,7 Millionen Deutsche leiden darunter.

In wenigen Jahren werden es nach vorsichtigen Schätzungen über 8 Millionen sein – also nahezu jeder Zehnte.

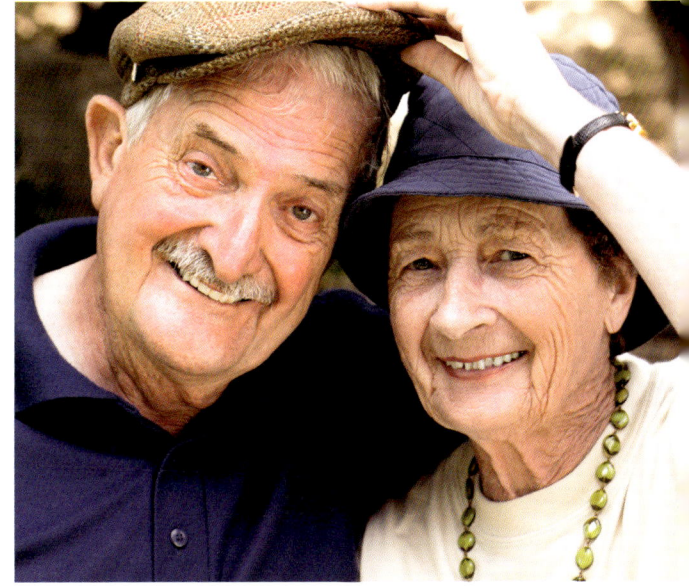

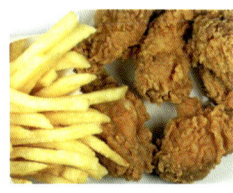

Diabetes ist keine harmlose Erkrankung. Gefäß- und Nervenschäden bis hin zu Blindheit und absterbenden Gliedmaßen können die Folgen sein.

Die Lebenserwartung bei Diabetikern ist bis zu 30 % verkürzt. Diabetiker kosten unser Krankheitswesen in der BRD insgesamt 35 Milliarden Euro pro Jahr. (Stand 2019).

90 % aller Fälle sind Typ 2-Diabetiker, wären also durch bessere Ernährung und mehr Bewegung vermeidbar!

Möglicherweise bekommt man Diabetes mit teuren – und mit Nebenwirkungen behafteten – Medikamenten einigermaßen in den Griff. Intelligenter wäre es jedoch, die Ursachen zu beseitigen. Da die Rezeptoren an den Zellen nicht mehr funktionieren, kann das Insulin den Zucker nicht in die Zelle transportieren.

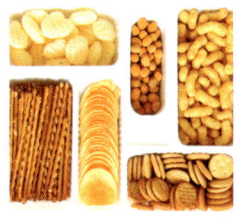

In der Medizin bezeichnet man diesen Umstand als Insulinresistenz. So hat man einen beeindruckenden Namen gefunden und mit Milliarden-Aufwand Medikamente erforscht, um diese Insulinresistenz zum Teil wieder zu reparieren.

Transfette in der täglichen Ernährung ist Selbstmord auf Raten mit Messer und Gabel.

Hauptverursacher für die Insulinresistenz waren, sind und bleiben die Transfettsäuren. Bedauerlicherweise erfährt das kein Arzt im Studium – auch nicht durch Fachzeitschriften oder Fortbildungen.

Blockierte Rezeptoren durch Trans-Fettsäuren oder andere Gifte sind nicht nur für das Insulin ein Problem. Da unser gesamter Stoffwechsel auf diesem Schlüssel-Schloss-Prinzip beruht, kann jede unserer Zellen geschädigt werden.

Wenn Fette zu Gift werden ...

Dr. Walter Willet ist der führende Ernährungsexperte der „Harvard School of Public Health" in Boston.
Über denaturiertes Öl schreibt er:

„Versteckte Trans-Fette können Tausende töten."

Es gibt eine noch kaum erkannte Gefahr, die sich in vielen Produkten Ihres Einkaufsmarktes verbirgt. Es ist eine Fettsorte, die sich auf den Inhaltsverzeichnissen von Lebensmitteln unter komplizierten Namen wie „teilweise gehärtete Fette" verbirgt. Aber egal wie man sie benannt hat, es gibt Experten, die sagen, dass sich hinter dieser Fettsorte eine tödliche Gefahr für den Verbraucher verbirgt. „Selbst bei sehr konservativer Betrachtung haben wir ausgerechnet, dass pro Jahr ca. 30.000 verfrühte Todesfälle durch Herzinfarkt auf den Genuss von Trans-Fetten zurückzuführen sind. Wenn man diese Einschätzung unter erweiterten Aspekten vornimmt, müsste diese Zahl sehr viel höher angesetzt werden."

Tipp:
Ein Öl sollte immer nach der Saat schmecken und riechen, aus der es hergestellt wurde. Farblose, geschmacklose, geruchlose Öle sind wertlos und gesundheitsschädlich.

Lothar Hirneise, Gründer des Vereins „Menschen gegen Krebs e.V." sagt zu diesem Thema:
„Meine Kinder dürfen alles essen – nur nichts, wo Trans-Fettsäuren drin sind…."

Beim genaueren Hinsehen bleibt kaum noch etwas übrig von dem, was es in Supermärkten zu kaufen gibt. Hinter dem Begriff „teilweise gehärtete Fette" und „pflanzliche Fette" oder „gehärtete Fette" verbergen sich immer auch Trans-Fettsäuren. Egal, ob Fertiggerichte, Chips, Instant-Suppen, Soßen, Pommes, Speiseeis, Nuss-Nougat-Creme, Mayonnaisen, Kuchen oder Kekse – überall sind die Killer-Fette enthalten.

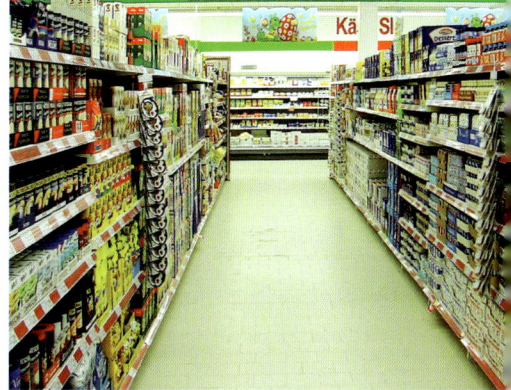

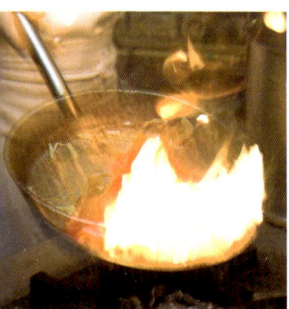

Beim Erhitzen von Fetten entstehen immer giftige Substanzen.

Das bedeutet jetzt nicht, dass man auf alles verzichten muss. Es bedeutet lediglich, dass man woanders einkaufen sollte, wenn man sich gesund ernähren will.

Leckeres Essen selbst zuzubereiten ist glücklicherweise ein Trend für die Zukunft, wie die vielen Koch-Shows im Fernsehen zeigen.

Zum Backen eignen sich Butter oder Kokosfett, zum Braten und Frittieren rotes Palmen-, Kokos- oder Erdnussöl. Hier ist gewährleistet, dass sich keine Trans-Fette bilden, sofern man nicht über 180°C erhitzt.

Nebenbei bemerkt: Killerfett-freies Essen ist nicht nur wesentlich gesünder, es schmeckt auch besser.

Alles nicht so schlimm?

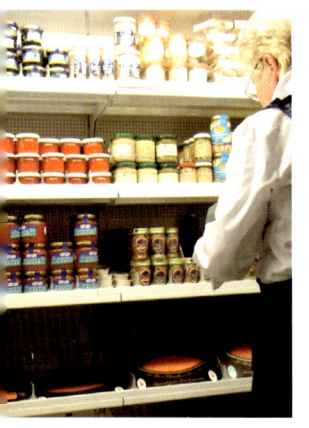

„Kaufen Sie keine Nahrungsmittel, für die im Fernsehen Werbung gemacht wird."

Dr. med. M. O. Bruker

Vielleicht denken Sie jetzt „Ach, so schlimm wird das mit den gehärteten und erhitzten Fetten wohl nicht sein, denn sonst müssen die ja entweder auf der Packung deklariert oder sogar ganz verboten sein......"

Wie so oft, haben wir es hier mit einer typischen Konfliktsituation zu tun. Wirtschaftliche Interessen contra Gesundheit. Die Lebensmittelindustrie (und auch der unaufgeklärte Verbraucher) möchte Produkte, die möglichst preiswert in der Herstellung und lange haltbar sind. Wie werden die gesetzlichen Richtlinien da wohl festgelegt? Andere Beispiele gibt es genug.

Man wusste vom Asbest schon 1903, dass es gesundheitsschädlich ist – 1973 wurde die Verarbeitung erst verboten. Wieviel Menschen mussten sinnlos dafür sterben? Auch vom Amalgam weiß man seit über 100 Jahren, dass es verheerende Folgen hat. Noch heute verwendet es fast jeder Zahnarzt in Deutschland, in vielen anderen Ländern ist es bereits verboten.

Durchschnittsgehalt an Transfetten im Fettanteil von Nahrungsmitteln

Pommes frittes	38 %
Kekse	23 %
Fertigsoßen	33 %
Croissants	18 %
Toastbrote	18 %
Müsliriegel	11 %
Margarine	5 %
Kartoffelchips	5 %

Trans-Fette müssen auf der Verpackung nicht deklariert werden.

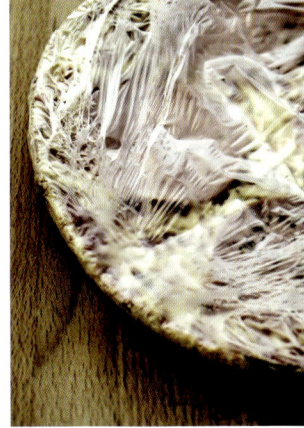

So unfassbar es sich liest, aber nur 2 % Trans-Fette in der täglichen Ernährung – und das sind gerade mal 30 Kalorien – verdoppeln das Risiko von tödlichen Herz-Kreislauf-Erkrankungen und erhöhen das Diabetes-Risiko um 36 %. Dies ist durch große Studien mit über 43.000 Teilnehmern bestätigt.[7]

Gehärtetes Fett gibt Schokoriegeln die Festigkeit, in Gebäck ist es billiger Butterersatz, in Konserven schafft es einen sahnigen Geschmack, Kartoffelchips werden knackig, Pommes frites werden cross und und und ...

Gehärtete Fette haben durchaus Vorteile – nur nicht für Ihren Körper!

„Wir sind uns sicher: Während Gesundesser mit hoher Wahrscheinlichkeit mit achtzig noch ihre Bahnen im 100-Meter-Becken ziehen können, sieht man nebenan im Nichtschwimmerbecken die dicke, (trans)-fettverstopfte Fast-Food-Generation fleißig bei den Reha-Übungen nach dem ersten Schlaganfall.
Zu Leistungskraft und Lebensfreude gehört eben Gesundheit bis ins hohe Alter."

Dr. Ulrich Strunz und Andreas Jopp aus
„Fit mit Fett" / Heyne Verlag

Im Februar 2007, als ich gerade an diesem Buch arbeitete, bekam ich folgende Nachricht auf meinen Schreibtisch: MC-Donalds will die Transfettsäuren aus ihren Speisen verbannen!

Dies zeigt, dass man in der Führungsetage ein Problem erkannt hat. Nur leider werden die Verantwortlichen das Problem nicht lösen können, es sei denn, man verwendet in Zukunft nur noch Fette, die nicht künstlich gehärtet werden. Pommes in hochwertigem Kokosöl frittiert, ist bei diesen Mengen schlicht und einfach zu teuer.

Margarine – Plastik als Brotaufstrich

Bedauerlicherweise glauben viele Leute immer noch, Margarine sei gesund.

Michael Kent hat in seiner Zeitschrift „Mehr wissen – besser leben" darüber einen wichtigen Artikel veröffentlicht, den ich hier in leicht gekürzter Fassung wiedergeben möchte:

Seit Jahrzehnten macht uns die Industrie da eine billig produzierbare Waffenschmiere aus Öl, Wasser und einer Extraportion Chemie als nahrhaften Butterersatz schmackhaft!

Napoleon und Margarine

Dass wir die Erfindung der Margarine indirekt dem kleinen großen Kaiser von Frankreich verdanken, ist unstrittig: Weil Butter rar war und beim Transport in wärmere Krisengebiete lieber zerfloss als die Kriegsmaschinerie zu schmieren, sollte ein preiswerter und praktikabler Ersatzstoff her.

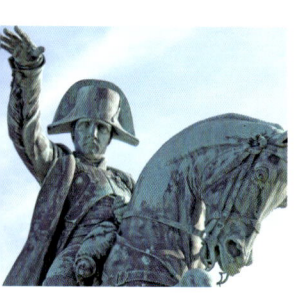

Ihm haben wir die Margarine „zu verdanken"!

Bonaparte setzte deshalb einen Preis auf dessen Erfindung aus – ob dieser nun dem französischen Chemiker Michel-Eugene Chevreul oder seinem Kollegen Hippolyte Mege-Mouris (welcher 1873 in den USA ein Patent für Margarine anmeldete) zugestanden hätte, darüber zanken die Historiker.

Margarine - Plastik als Brotaufstrich

Andere Quellen nennen die Namen Sabatier und Senderens als Väter der Margarine. Den von Napoleon ausgesetzten Preis hat jedenfalls keiner der Herren erhalten, denn die Herstellung gelang erst um 1869 und damit lange nach des Kaisers Tod.

Margarine ist lecker und dazu noch gesund – eine dick aufs Brötchen aufgetragene Werbelüge, die viele Menschen bereits zum Frühstück schlucken.

Metallische Katalysatoren wie Nickel, Kobalt und Eisen ermöglichten die Umwandlung von chemischen Doppelbindungen im Fett in gesättigte Einfachbindungen, endlich ließ sich einst flüssiges Öl aufs Brot schmieren.

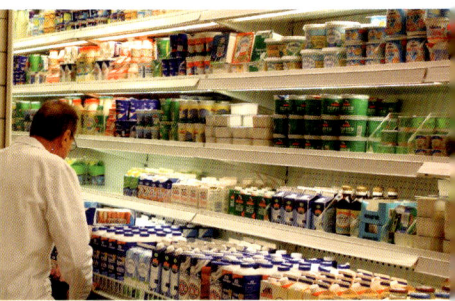

Mit Butter hatte die fettige Paste ursprünglich allerdings noch weniger zu tun als heute; erst ein bisschen Farbe und viel Werbeaufwand machten das Waffenfett zum Frühstücksaufstrich.

Margarine und Werbung

Margarine wurde lange Zeit als durchscheinend weiße Creme verkauft, die in der Mitte ein Klecks oranger Lebensmittelfarbe zierte. Daheim musste König Kunde noch selbst zum Kochlöffel greifen, um der Sache durch kräftiges Rühren den Anstrich von Butter zu geben.

In vielen Staaten der USA hätte man sich bis 1967 strafbar gemacht, mit dem Versuch, gelbe nach Butter schmeckende Margarine auf den Markt zu bringen. Soviel Ehrlichkeit gegenüber dem Konsumenten konnte sich die Fett-Industrie in Deutschland im wahrsten Sinne des Wortes nicht leisten: War es in Amerika die politische Lobbyarbeit der Konkurrenz, welche die Ambitionen der Margarine-Hersteller auf kleiner Flamme kochen ließen, so wird der Butterersatz in Deutschland bereits seit 1890 massiv beworben.

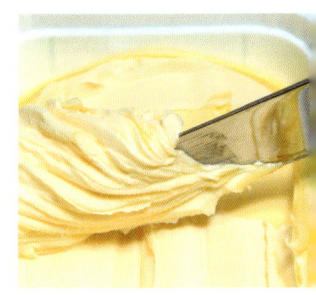

Butter ist allemal natürlicher und gesünder als Margarine. Doch auch mit Butter sollten sie sparsam umgehen.

Keine Branche hat hierzulande jemals mehr Geld in das Image eines Produktes investiert; bereits der erste Spot im deutschen Radio warb für Margarine. Während die Butter-Barone etwa Gerüchte über durch Margarine verursachte Seuchen in die Welt setzten, hielten die Margarine-Manager mit nicht minder verlogenen Anzeigen in so ziemlich jedem Druckerzeugnis dagegen. Ein widerlicher Werbekrieg, dessen Opfer von Anfang an fest stand: der Verbraucher.

Margarine contra Butter

Der Glaube, dass früher alles besser war, stimmt also zumindest in Sachen Margarine nicht – die war bei genauer Betrachtung schon immer ekelerregend, zumal man sie ursprünglich aus Schweinefett-Seife, Pottasche und Wasser hergestellt hat. Später kam eine kaum weniger abschreckende Kombination aus Rinderfett, Milch, Wasser, gehacktem Schaf-magen und Kuheutern zum Einsatz, aus der mit Unterstützung von Hitze, Druck und Lauge eine feste, weiße Schmiere entstand. Daher auch der Name Margarine, der sich aus dem griechischen Wort für Perle (Margaron) ableitet.

Bis ins frühe 20ste Jahrhundert verarbeitete die Fleisch-industrie ihre Abfälle zu einem Streichfett, das nur schluckte, wer sich Butter nicht leisten konnte.

Nachdem der deutsche Lebensmittelchemiker Normann das Verfahren der Fetthärtung in Gegenwart von Metall-katalysatoren auf verschiedene Pflanzenöle ausgedehnt, weiter entwickelt und 1903 zum Patent angemeldet hatte, änderte sich die Zusammensetzung, aber nicht die Qualität.

Margarine – Plastik als Brotaufstrich

Zwischen 1920 und 1950 wurde eine Vielzahl von chemischen Zusatzstoffen erprobt, um den optischen Eindruck, die Streichbarkeit und den Geschmack des industriell gehärteten Pflanzenöls (meist Soja, heute vermehrt Raps daher die vielen gelben Felder, denen wir im Frühsommer begegnen) zu verbessern.

Mittlerweile ist daraus eine ganze Wissenschaft entstanden: Die sogenannte Psychophysik, deren erklärtes Ziel es ist, unseren Geschmack, das Mundgefühl, die Kauelastizität, den Speichelfluss und andere sinnliche Eindrücke in die Irre zu führen.

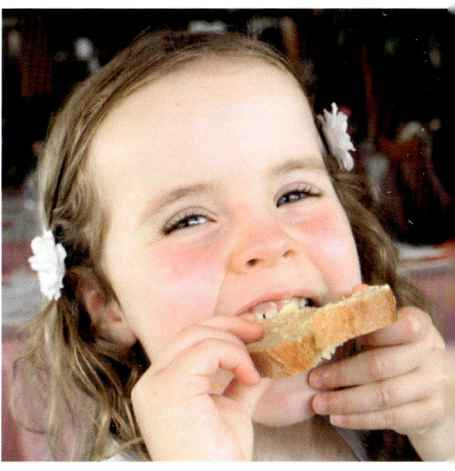

Zweck der Übung war es, das Image der Margarine endlich weg vom ungeliebten Arme-Leute-Fett und hin zum gefragten Butterersatz zu wandeln. Nicht zuletzt deshalb, weil Margarine stets preiswerter als Butter blieb, stellte sich der gewünschte Erfolg nach und nach ein. Doch das Butter-Imperium schlug immer wieder zurück.

Über Jahrzehnte hinweg tobte der Kampf der Hersteller, den die Margarine-Industrie letzen Endes mit dem irrationalen Argument gewann, ihr Fett sei das natürlichere und daher gesündere.

Heute wird in Nordamerika viermal so viel Margarine wie Butter konsumiert. In Europa sind wir Deutschen die fleißigsten Margarine-Esser, der Lebensmittel-Multi Unilever freut sich in einer aktuellen Studie über eine Käuferreichweite von 90 Prozent und eine Wiederkaufrate von 96 Prozent. Na klar, wer hätte noch nicht von mehrfach gesättigten Fettsäuren gehört, von Cholesterin und den schrecklichen Nebenwirkungen wie Arterienverkalkung, Herzattacken oder Schlaganfällen? Dass mindestens die Hälfte aller Herzinfarkte bei Menschen mit ganz normalen

Nirgendwo in Europa wird soviel Margarine gegessen wie in Deutschland.

Margarine – Plastik als Brotaufstrich

Bei einem Test im Jahr 2000 lag der durchschnittliche Transfettsäuren-Gehalt von Margarine bei 5 %!

Das sind 5 % zuviel ...

Cholesterinwerten auftritt, ist in der von der Margarine-Industrie angezettelten Cholesterinhysterie kaum jemandem aufgefallen.

Dank lauter Werbetrommeln weiß nun also nahezu jedermann, dass sich in Butter reichlich gesättigte Fettsäuren und Cholesterin finden, während für Margarine nur Öle mit ungesättigtem Fett verwendet werden und im pflanzlichen Brotaufstrich kein Cholesterin enthalten ist. Aber ist der Stoff deshalb wirklich gesünder?

Dr. Andrew Weil, international renommierter Verfechter von ganzheitlicher Naturheilkunde und Autor zahlreicher Bücher „Bis Ende dieses Jahrzehnts wird die medizinische Forschung auf erhebliche Gefahren beim Verzehr von Margarine stoßen!" weist darauf hin, dass gerade durch das Härten pflanzlicher Öle die gefürchteten gesättigten Fettsäuren entstehen. Es ist also gar keine Vorteil, wenn als Ausgangsprodukt ungesättigte Fette verwendet werden!

Noch gefürchteter sind die Trans-Fettsäuren in teilgehärteten Fetten. Sie reichern sich im Fettgewebe des Körpers an, werden in Zellmembranen eingebaut, stören den Stoffwechsel, fördern Zuckerkrankheit und verringern die Qualität der Muttermilch. Aus Tier- und Zellversuchen gibt es zudem Hinweise auf Störungen des Immunsystems und der Fruchtbarkeit sowie auf Behinderungen des Wachstums von Hirn und Nervengewebe des Embryos.

Beim Prozess der Teilhärtung entstehen zudem weitere potentielle Schadstoffe (z.B. unnatürliche Verknüpfungen von zwei oder drei Fettsäuren), deren biologische Wirkungen kaum erforscht sind. Derlei unüberschaubare Risiken lassen sich leider auch nicht mit einem Blick auf das Etikett ausräumen: Begriffe wie „teilweise gehärtet" weisen zwar unmissverständlich auf Trans-Fettsäuren hin, Formulierungen wie „Pflanzenfett, gehärtet" sind jedoch ebenso schwammig und nichtssagend wie die Inhaltsangaben auf Packungen.

Die amerikanische Fettforscherin Mary Enig hat bei einer chemischen Analyse verschiedenster Lebensmittel nämlich festgestellt, dass viele Angaben auf den Etiketten schlicht falsch sind!

Gesünder sterben?

Aus all diesen Gründen geht Dr. Bruce West von der unabhängigen Gesundheitsorganisation „Health Alert" (Gesundheitsalarm) sogar so weit, Margarine als **„flüssiges Plastik"** zu bezeichnen, dessen Verzehr „jede Zelle im Körper negativ beeinflusst".

Damit könnte der Mann Recht haben, lässt doch der in der Margarine-Produktion übliche Prozess der Fetthärtung (ob nun ganz oder teilweise) unweigerlich Spuren toxischer Metalle wie Nickel oder Aluminium im Endprodukt zurück. Derlei Rückstände lagert der Körper in Zellmembranen ab, was Zellfunktionen verändert und unser Nervensystem ungünstig beeinflusst.

In diesem Zusammenhang sei auf amerikanische Arbeiter hingewiesen, die an irreparablen Lungenleiden mit teils tödlichem Ausgang erkrankten, nachdem sie mit der Herstellung künstlichen Buttergeschmacks für Popcorn beschäftigt waren. Womöglich führt demnach bereits der bloße Umgang mit bzw. das Einatmen von für die Härtung von Pflanzenöl erforderlichen Chemikalien zu schweren gesundheitlichen Schäden! Wie die sprichwörtliche Faust aufs Auge passt dazu das Ergebnis einer neuen Studie aus Australien, in der festgestellt wurde, dass Kinder im Vorschulalter doppelt so häufig unter Asthma leiden, wenn sie vermehrt behandelte Fette wie Margarine konsumieren.

Falls Sie nun immer noch Zweifel haben, ob Margarine das Frühstück gut macht oder nicht, rate ich zu einem kleinen Experiment: Stellt man etwas Margarine offen in den Wald, wird die vermeintliche Leckerei über Wochen und Monate hinweg von keinem Tier angerührt! Selbst Insekten scheinen demnach besser zu wissen, was gut für sie ist, als wir Menschen.

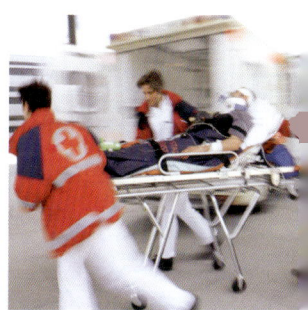

Verwenden Sie nur Bio-Butter. Da die meisten Toxine fettlöslich sind, ist konventionelle Butter oft mit Rückständen belastet.

Wie vereinbart sich das mit dem Image von der gesunden Butteralternative?

Gegenüber der mit chemischen Zusätzen aller Art gepanschten Margarine hat Butter (neben dem allgemein als besser empfundenen Geschmack) den theoretischen Vorteil, ein organisches Naturprodukt zu sein. Theoretisch deshalb, weil Butter in der Praxis meist Rückstände von an Kühen verabreichten Drogen wie Hormongaben sowie Spuren von Pestiziden und anderen Umweltgiften enthält.

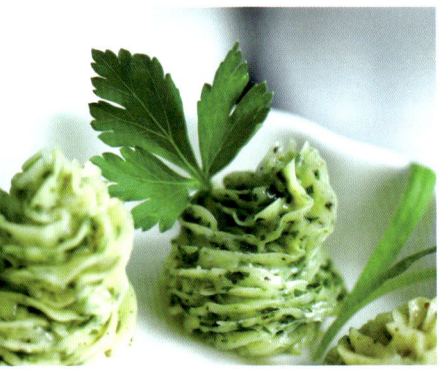

Immerhin gehört Butter aber zu den am wenigsten bearbeiteten Grundnahrungsmitteln, da außer Milchsäure (E 270) und Beta-Carotin (der Farbstoff E160a) keine Zusätze verwendet werden dürfen. Trotzdem ist echte Sauerrahmbutter heute so gut wie nicht mehr erhältlich, da den Herstellern die Geduld für den Reifeprozess des Rahms abhanden gekommen ist (im Bioladen schauen – man merkt's jedoch deutlich am Preis).

Statt dessen dominiert im Handel die sogenannte „mild gesäuerte" Butter. Bei diesem Imitat der originalen Sauerrahmbutter handelt es sich um Süßrahmbutter, der nachträglich Milchsäure (E 270) zugesetzt wurde.

Wahrheit light

Das beste Argument für Margarine ist noch dasselbe wie vor über 100 Jahren: das Zeug ist billig, vor allem in der Herstellung, da Wasser ein Hauptbestandteil war und ist. Am Ende entpuppt sich der Mythos Margarine damit als weitere Werbe-Chimäre, von denen es derzeit auch und gerade im angesagten Bereich Gesundheit & Wellness viel zu viele gibt: Mit den Mitteln der Werbepsychologie wird das probiotische Joghurt, die fettreduzierte Mayo und das

Light-Bier erst für unsere Geschmacksnerven salonfähig gemacht, dann per Gehirnwäsche an den Mann bzw. die Frau und das Kind gebracht.

Aufgrund von Gier und Unverständnis wird inzwischen ein beträchtlicher Teil unserer Nahrung mit Technologien hergestellt, deren Auswirkungen auf unseren Körper bestenfalls unbekannt, schlimmstenfalls hochgradig schädlich sind. Dass man uns das Gift auch noch als besonders gesund andrehen möchte, ist mehr als perfide.

Greifen wir zu bekömmlichen Alternativen aus biologischem Anbau und aus traditioneller Herstellung, denn ausgewogene Ernährung und viel Bewegung kompensieren auch den einen oder anderen „Ausrutscher". Lassen wir uns also nicht mehr von den neuesten wissenschaftlichen „Entdeckungen" ängstigen oder verrückt machen, hetzen wir nicht mehr jedem Modetrend hinterher. Wir müssen nicht in jedes Fettnäpfchen treten, das dreiste Geschäftemacher für uns aufgestellt haben, wir wissen nun ja, was das Frühstück wirklich gut macht.
Das mag leckeres Bio-Vollkornbrot, das mögen frische, reife Früchte und Quark mit Leinöl sein – es ist auf keinen Fall Margarine.

Probieren Sie die Quark-Ölmischung auf einem Brot!

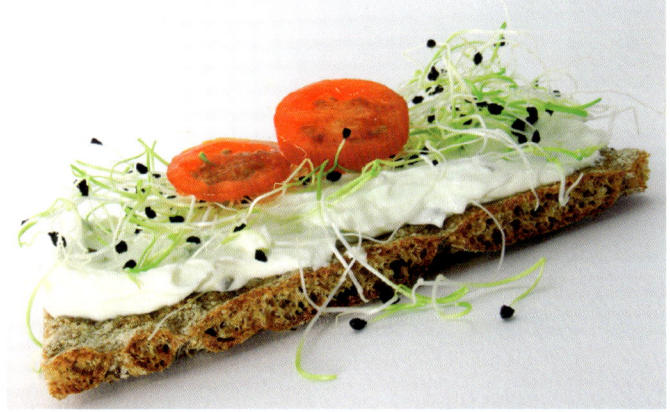

Die Gehirnfettsäure DHA

Unter den vielen Fettsäuren, die in Lebensmitteln vorkommen, ist eine besonders wichtig: DHA.

Unser Gehirn besteht zu 60% aus Fett (ohne den Wasseranteil). DHA macht davon rund 30% aus. Dies allein zeigt schon, wie wichtig gute Fette, insbesondere das DHA, für unser Denk- und Konzentrationsvermögen sind.
In keinem anderen Organ ist der Gehalt an Ω-3-Fetten so hoch wie in unserem Gehirn.

Wunderwerk Gehirn

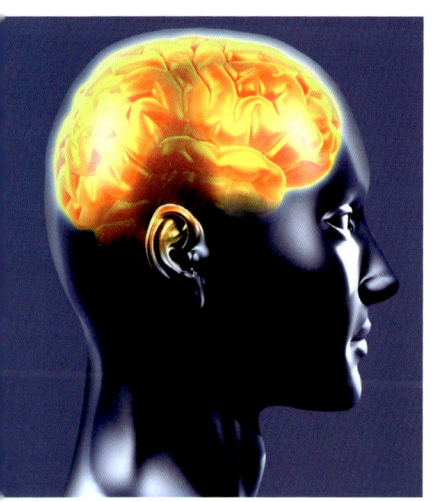

Unsere grauen Zellen müssen täglich eine Flut von Informationen verarbeiten. Nervenzellen, die untereinander vernetzt sind, leiten elektrische und chemische Impulse weiter. Eine einzelne Nervenzelle im Gehirn kann bis zu 20.000 Verästelungen bilden. Bedingung ist allerdings, dass die nötigen Baustoffe zur Verfügung stehen. Dazu gehören Aminosäuren (Eiweiße), Mineralstoffe, Spurenelemente, Vitamine und gute Fette – insbesondere DHA.

DHA ist Voraussetzung dafür, dass Impulse mit Hochgeschwindigkeit übertragen werden. DHA sorgt also für reaktionsfreudige, flexible, funktionsfähige Gehirnzellen. Fehlt DHA im Körper, werden andere Fette als Baumaterial verwendet.

Ein Übermaß an Ω-6-Fetten, die im Sonnenblumenöl und in den meisten anderen Speiseölen vorkommen, führt zu einer verstärkten Entzündungsneigung im Gehirn.
Permanente Entzündungszustände im Gehirn werden von Fachleuten als Mitursache für Depressionen, Demenz und Alzheimer angesehen.

Die Devise für die Alzheimer-Prävention lautet demnach: den Ω-6-Anteil in der Nahrung reduzieren und den Ω-3-Anteil erhöhen. Denn Ω-3-Fette haben den wichtigen Effekt, dass sie entzündungshemmend wirken.

Entzündungen - die heimlichen Killer

Insulinresistenz

Herzinfarkt

Diabetes mellitus **Entzündung** Schlaganfall

Alzheimer

Krebs

Sind in der täglichen Ernährung Transfette enthalten, werden die Transfettsäuren auch im Gehirn abgelagert. Diese gehärteten Fette sind bei Körpertemperatur fest. Werden Transfette als Bausubstanz für Gehirnzellen verwendet, werden diese fester, starrer, unflexibler und träge. Hier bekommt das Sprichwort „Der Mensch ist, was er isst" eine neue Bedeutung.

Chronische Entzündungen werden durch zuviel Ω-6-Fette gefördert. Dies kann die verschiedensten Folgeerkrankungen nach sich ziehen.

Wenn Sie im Alter nicht an Demenz leiden möchten, dann sollten Sie Fertignahrung, Margarine, das billigste Speiseöl und Fast Food meiden, denn darin sind viele Transfette enthalten.

Das tragische an der heutigen Ernährungsweise ist die Tatsache, dass bereits Kinder an einem Ω-3-Mangel leiden.

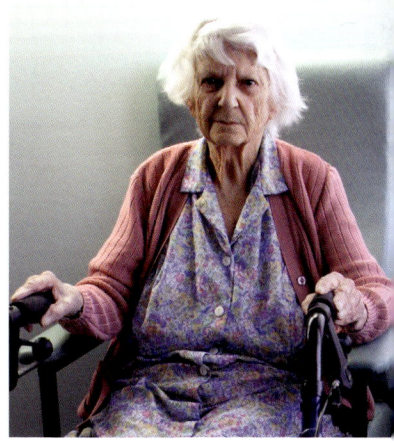

Gesunde, intelligente Kinder – Dank DHA

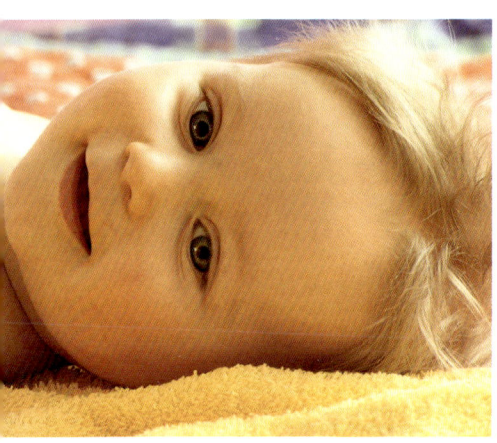

Wenn ein Kind geboren wird, besteht sein Gehirn bereits aus der unvorstellbaren Menge von 100 Milliarden Nervenzellen. Logischerweise braucht es dafür die richtigen Baustoffe: hochwertiges Eiweiß, hochwertiges Fett – vor allem DHA, Vitamine, Mineralstoffe und Spurenelemente.

Früher sagte man: Eine Frau, die schwanger ist, muss für Zwei essen. Das stimmt natürlich so nicht. Eine Schwangere muss doppelt so gut, statt doppelt so viel essen.

Eine Mutter gibt ihrem Kind das Beste. In jeder Hinsicht. Mangelt es der Mutter durch schlechte Ernährung an Mineralstoffen, so werden ihre eisernen Mineralstoff-Reserven in den Haaren, Knochen und Zähnen angegriffen. Daher neigen manche Schwangere oder Stillende verstärkt zu Haarausfall. Nicht umsonst gibt es das Sprichwort: „Jedes Kind kostet einen Zahn" … Wobei dies nicht sein muss, wenn man dem Körper genügend Mineralstoffe zuführt.

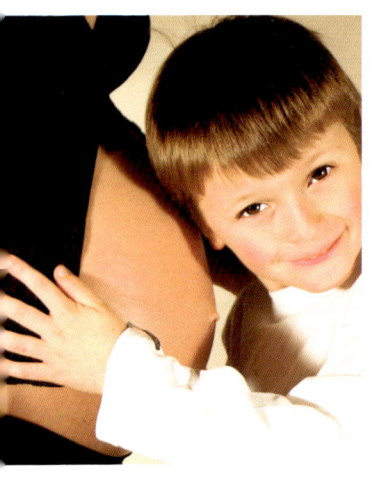

Zu den Vitalstoffen, die in der Schwangerschaft besonders wichtig sind, stehen an erster Stelle Calcium, Magnesium, Silicium, Folsäure und die Gehirnfettsäure DHA. Folsäure kommt in erster Linie in grünem Blattgemüse vor (folium = das Blatt). DHA in nennenswerten Mengen liefern nur Meeresfische, die sich in kalten Gewässern aufhalten sowie Algen.

Die Weltgesundheitsorganisation (WHO) empfiehlt Schwangeren die tägliche Zufuhr von 200 Milligramm DHA, damit die Versorgung des Kindes zur gesunden Entwicklung des Gehirns gewährleistet ist. Fehlen im täglichen Speiseplan der Mutter diese 200 mg DHA, dann wird der Mutter aus ihrem Gehirn der notwendige Stoff entzogen. Nachlassende Gedächtnisleistung und Stimmungsschwankungen bis hin zu Depressionen können die Folge sein.

Nach Angaben der WHO bekommen nur 2 % aller Schwangeren die empfohlene Tagesmenge an DHA-Öl.

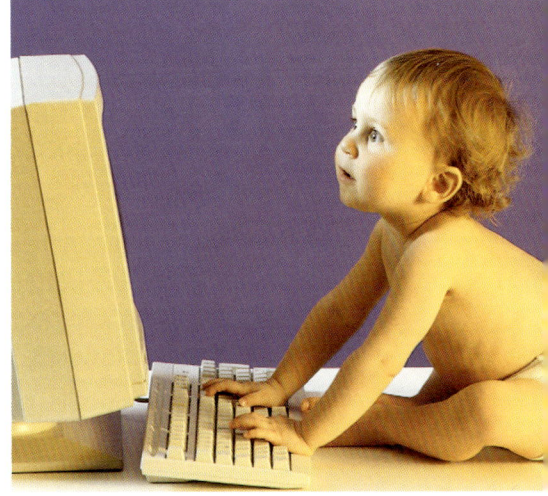

Das bedeutet 98 % der Mütter leiden an einem DHA-Mangel, der in der Stillzeit noch weiter voranschreitet.

Muttermilch enthält im Gegensatz zur Kuhmilch die Gehirnfettsäure DHA. Dies ist wohl der Hauptgrund, warum gestillte Kinder in der Regel über einen höheren Intelligenz-Quotienten (IQ) verfügen.

Wenn die Mutter nicht stillen kann, so sollte wenigstens das Milchpulver mit DHA angereichert werden.

In einer Studie bekam eine Gruppe Babys bis zum vierten Monat Milch, die mit beiden Fettsäuren, AA (Ω-6) und DHA (Ω-3) angereichert wurde. Die andere Gruppe bekam normale Kuhmilch. Im 18. Monat nahmen alle an einem Intelligenz-Test für Babys teil. Sie mussten Puzzles zusammensetzen, Spiele spielen und kleine Aufgaben lösen.

Jene Babys, die nach Ihrer Geburt die mit DHA angereicherte Milch tranken, schnitten mit mittlerem IQ von 105 ab.
Die „Kuhmilch-Babys" kamen durchschnittlich nur auf einen IQ von 98.

Quelle: Birch E et al. A randomized control trial of early dietary supply of long chain polyunsaturated fatty acids and mental development in term infants. Dev Med Child Neurol 2000M; 42:174-181.

ADHS – das Zappelphillip-Syndrom

Das Aufmerksamkeits-Defizit-Hyperaktivitäts-Syndrom ist ein Phänomen, das bei Kindern und Jugendlichen immer mehr um sich greift.

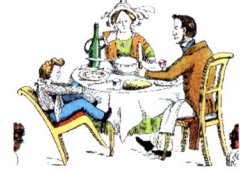

Kinder, die sich nicht konzentrieren können, frech, impulsiv, unruhig, streitsüchtig, leicht ablenkbar, verträumt oder zappelig sind, stören den Unterricht und stressen Eltern, Mitschüler und Lehrer gleichermaßen. Sie sind überaktiv, können nicht still sitzen, sind unberechenbar, bekommen oft Wutausbrüche, sind aufsässig, ungeduldig und kämpfen gerne.

Bis zu einem gewissen Grad ist das alles sicherlich normal und wir alle hatten als Kinder Phasen, wo wir unausstehlich waren. Wenn das allerdings ein Dauerzustand ist und über ein gesundes Maß hinausgeht, sollte man handeln.

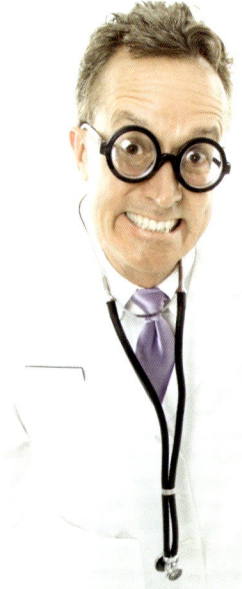

Ärzte, die bei einem Kind ADHS diagnostizieren, verschreiben in der Regel ein Psychopharmakon namens Ritalin, eine kokainähnliche Substanz. Wegen seines Suchtpotentials wurde Ritalin in den 1970-er Jahren dem Betäubungsmittelgesetz unterstellt. Dennoch war der Anstieg der Verschreibungen in den vergangenen Jahren enorm.

Wurden 1993 noch 39 kg Ritalin verschrieben, so waren es im Jahr 2014 bereits gigantische 1,7 Tonnen. Man schätzt, dass in Deutschland ca. 600.000 Kinder „auf Ritalin sind".

Die Anzahl der Diagnosen sind im Jahr 2014 im Vergleich zum Jahr 1993 um ca. 5.000 Prozent gestiegen.
Quelle: www.ritalinkritik.de

Die Gehirnfettsäure DHA

Zu den möglichen Nebenwirkungen dieses Psychopharmakons gehören:

Schlafstörungen, verstärke Reizbarkeit, agressives Verhalten, Magenbeschwerden, Kopfschmerzen, Schwindel, gesteigerte Herzfrequenz, Mundtrockenheit, Übelkeit, Erbrechen, übermäßiges Schwitzen, Fieber, Gelenkschmerzen, eingeschränktes Längenwachstum und Appetithemmung.

Die Langzeitwirkung von Ritalin ist völlig unbekannt. Kritiker bezeichnen das Mittel als „Einstiegsdroge".

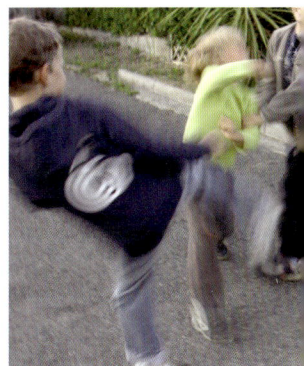

Als mögliche Ursachen und Co-Faktoren für die Entstehung von ADHS gelten:
- genetische Faktoren
  (wobei das häufig sicherlich völlig überbewertet wird)
- psychosoziale Faktoren
- Reizüberflutung durch Fernsehen und Computer
- Lebensmittel-Allergien
- Schwermetalle (vor allem Quecksilber)
- Vitalstoff-Defizite
  (Magnesium, Zink, B-Vitamine, Vitamin C und DHA)

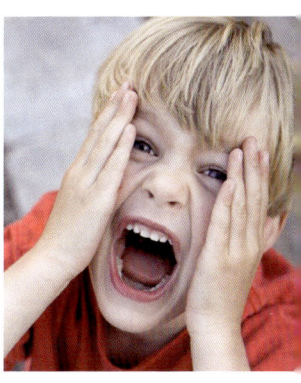

Inzwischen gibt es etliche Studien, die die Verbesserung der ADHS-Symptomatik durch Omega-3-Fettsäuren, speziell DHA belegen.

Durch viele Studien belegt: Ω-3-Fettsäuren lindern ADHS.

Eine an der Purdue Universität (USA) durchgeführte Studie zeigte, dass eine Nahrungsergänzung mit den Fettsäuren DHA, EPA, AA und GLA die Symptome von ADHS verringerte.

Angst, Aufmerksamkeitsdefizite und allgemeine Verhaltensprobleme besserten sich durch die entsprechenden Fettsäuren. Eine Forschung an der renommierten Oxford Universität hat die Wirkung dieser essentiellen Fette in einem Doppelblindversuch bestätigt.

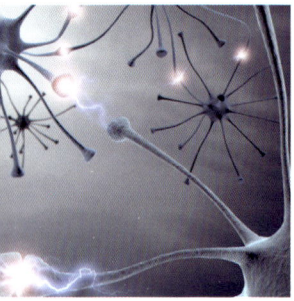

41 Kinder mit ADHS-Symptomen und Lernschwierigkeiten nahmen an dieser Studie teil. Jene, die essentielle Fette als Nahrungsergänzung bekamen, lernten bereits nach 12 Wochen besser und waren weniger verhaltensauffällig.

Die Ergebnisse überraschen nicht, denn jedes gut funktionierende Gehirn braucht DHA sowohl als Baustoff für Neuronen als auch für die Übertragung von elektrischen und biochemischen Impulsen.

DHA hält die Membranen unserer Gehirnzellen geschmeidig. Nur so können die Impulse an den Synapsen mit einer Geschwindigkeit von bis zu 300 km/h übertragen werden. Auch die Myelinschicht, die Schutzhülle für die Nervenfasern, bestehen zum Großteil aus DHA. Wenn Ihre „Nerven blank liegen", sollten Sie unbedingt nebst B-Vitaminen auch vermehrt DHA-Öl nehmen.

Eine neue Studie kam im Jahr 2007 zu dem Ergebnis, dass auch Parkinson durch DHA gebessert werden kann.

Macht DHA-Öl glücklich?

Durch zahlreiche Studien belegt: Depressive leiden häufig an einem Ω-3-Mangel.

In Ländern, deren Einwohner besser mit Ω-3-Fetten versorgt sind, kommen Depressionen deutlich weniger vor. Japaner essen 15mal so viel Ω-3-Fette wie die Amerikaner. Studien belegen, dass in Japan im Vergleich zur USA nur ein Zehntel der Menschen depressiv sind.

Inuits (Eskimos) leiden trotz fehlenden Sonnenlichts nicht an Depressionen.

Der Autor David Servan-Schreiber widmet in seinem Buch „Die neue Medizin der Emotionen" den Ω-3-Fetten ein ausführliches Kapitel. Das Buch mit dem Untertitel „Stress, Angst, Depressionen: Gesund werden ohne Medikamente" war über Wochen auf der Bestsellerliste des Nachrichtenmagazins „Spiegel". In diesem spannenden Buch sind etliche Studien erwähnt, die unter Beweis stellen, dass sich Depressionssymptome wie Traurigkeit, Antriebslosigkeit, Angst, Schlaflosigkeit, das Nachlassen der Libido und Selbstmordneigungen durch Gabe von Ω-3-Fettsäuren deutlich bessern können.

Der Autor kommt nach der Auswertung der Studien zu folgender Erkenntnis: „Je mehr Ω-3 in der üblichen Ernährung von Menschen enthalten ist, desto geringer ist ihre Tendenz deprimiert zu sein."

Können wir in unserem Körper selbst DHA herstellen?

Ja, ein gesunder Mensch kann unter optimalen Bedingungen aus 100 mg alpha-Linolensäure (vorwiegend in Leinöl enthalten) 2 bis 5 mg DHA herstellen.

Es gibt jedoch sehr viele Faktoren, welche die körpereigene DHA-Synthese einschränken oder gar gänzlich verhindern.

Dazu gehören:

- erhöhte Cholesterinwerte im Blut
- übermäßiger Stress
- Alkoholkonsum
- erhöhte Blutzucker- und Insulinwerte
- erhöhter Zucker- und Kohlenhydratkonsum
- Allergien
- Diabetes mellitus
- verschiedene Medikamente wie Cortison, Aspirin, Ibuprofen etc.
- die überschüssige Aufnahme von Ω-6, tierischen Fetten und Transfettsäuren (in fast allen Fertigprodukten enthalten)
- Übergewicht
- Mangel an Zink oder B-Vitaminen

Viele Faktoren verhindern die körpereigene Produktion der wichtigen DHA-Fettsäure.

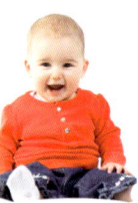

Für die Umwandlung von Alpha-Linolensäure in DHA ist ein bestimmtes Enzym notwendig. Bei Kindern unter einem Jahr ist dieses Enzym noch nicht aktiv.

Ab dem 30. Lebensjahr lässt die Enzymaktivität von Jahr zu Jahr nach. Logischerweise brauchen Babys und ältere Menschen deshalb ein DHA-haltiges Öl.

Da viele Schulkinder unter Allergien leiden, zuviel Zucker, Ω-6 und zuviele Transfettsäuren konsumieren, braucht man sich über den rasanten Anstieg von ADHS nicht zu wundern.

Übrigens ist DHA auch ein wichtiger Bestandteil für die Retina in unserem Auge. Ein Nachlassen der Sehkraft kann auch in einem DHA-Mangel begründet sein. Auch in Stressphasen und nach Alkoholgenuss wird vermehrt DHA verbraucht.

Wie bekommt Ihr Körper genügend DHA?

Von Ärzten wird meist der Konsum von Kaltwasserfischen oder Fischöl in Kapselform empfohlen. Meeresfische jedoch sind fast immer mit Schadstoffen belastet und zudem sind viele Arten durch die massive Überfischung vom Aussterben bedroht.

Es gibt also etliche Gründe, die gegen den Konsum von Fisch oder Fischöl sprechen – trotz der scheinbar gesundheitlichen Vorteile.

Für die Versorgung mit DHA empfehle ich eine hochwertige, pflanzliche Ölmischung, die einen Extrakt aus DHA-haltigen Algen enthält (siehe Seite 55).

Kann DHA in EPA umgewandelt werden?

Im Gehirn gibt es noch eine zweite wichtige Fettsäure, die EPA genannt wird. In manchen Büchern wird gegen Depressionen auch EPA empfohlen. Da DHA und EPA von der Struktur recht ähnlich sind, kann unser Körper aus DHA auch leicht EPA herstellen.

Das zeigte vor kurzem auch eine randomisierte Studie. Über 100 Vegetarier bekamen ein Algenöl, das viel DHA enthielt. Man konnte nach einigen Wochen im Blut messen, dass der EPA-Spiegel ebenfalls signifikant stieg.

Das spricht gegen Fischöl ...

• Toxische Belastung

Da die Weltmeere seit Jahrzehnten als Müllkippe missbraucht werden, sind Fische immer mehr mit PCB, DDT, Dioxin, Quecksilber und anderen Toxinen belastet. Manche Fischölhersteller entfernen zwar durch chemische Verfahren die Toxine, doch dabei gehen gleichzeitig wertvolle Mikronährstoffe verloren. Ein gewisses Toxin-Restrisiko ist bei Fischöl immer vorhanden.

• Fischölkapseln sind in keinster Weise natürlich

Fischöl ist ein denaturiertes Produkt, das viele Verarbeitungsschritte hinter sich hat. Das so genannte „Pharmazeutische Qualitätsfischöl" wird folgendermaßen hergestellt:

Fische und Fischabfall werden zunächst gekocht. Dadurch kommt das Fischöl an die Oberfläche. Dieser Prozess wird Ausschmelzen genannt. Da Ω-3-Fettsäuren durch Hitze, Sauerstoff und Licht leicht oxidieren, entstehen hier auch gesundheitsschädliche Substanzen. Nach dem Ausschmelzen wird das Fischöl unter Hochdruck einer molekularen Destillation unterzogen, um den Schadstoffgehalt zu reduzieren. Danach wird das Öl saturiert, um die gesättigten Fette zu entziehen. Zum Schluss wird es in Gelatinekapseln abgefüllt.

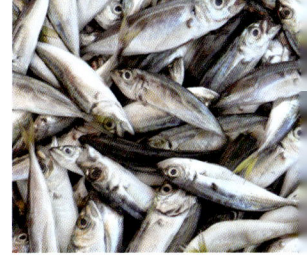

• Fischöl kann die Bildung von Freien Radikalen fördern

Im Oktober 2005 untersuchte ein Forscherteam aus Neuseeland Fischöle. Sie kamen zu dem Ergebnis, dass viele Kapseln Oxidationsnebenprodukte enthalten, trotz des noch gültigen Haltbarkeitsdatums. Da Fischöle viele ungesättigte Doppelbindungen enthalten, sind sie leicht anfällig für Oxidation. Oxidiertes Öl führt im Körper zur vermehrten Bildung von Freien Radikalen. Die Leiterin der Studie, Dr. Carlene McLean, ließ verlauten:

> „Viele Fischöl-Ergänzungsprodukte haben ein Mindesthaltbarkeitsdatum von 3 bis 4 Jahren. Aber bei Fischöl lässt die Qualität innerhalb weniger Tage nach."

Auch der Naturarzt Dr. Köhler, Vorsitzender des Ärzteverbandes B.I.T., hat auf der Medizinischen Woche im Jahr 2006 vor Fischöl und der damit verbundenen Bildung freier Radikale gewarnt.

Fischöl ist offensichtlich doch nicht so gesund …

Sehr wohl gibt es Studien die zeigen, dass man mit Fisch und mit Fischöl die Sterblichkeitsrate bei Herzpatienten um 20 - 30 % reduzieren kann (Dart und Gissi-Studie).

Die Lyon-Studie untersuchte ebenfalls, ob essentielle Fettsäuren Herzkrankheiten verhindern können. In der Lyon-Studie verwendete man allerdings pflanzliche Ω-3-Fettsäuren und nicht Fisch oder Fischöl. Erstaunlicherweise erreichte die Lyon-Studie eine 70%-ige Reduzierung der Sterbefälle.

In einer Studie mit 3000 Angina pectoris-Patienten schnitt Fischöl besonders schlecht ab. Der Zustand der Herz-Patienten sollte sich eigentlich durch mindestens zwei wöchentliche Fisch-Mahlzeiten oder aber durch die Einnahme von Fischölkapseln verbessern. Tatsächlich starben die Probanden auf lange Sicht deutlich häufiger an plötzlichem Herz-Kreislauf-Versagen als die Kontrollgruppe. Dieser Trend war vor allem dann ausgeprägt, wenn das Fischöl in Kapseln verabreicht wurde. Quelle: Die Welt 01.04.2006

Eine weitere Studie zeigte, dass Fischöl das Cholesterin in unseren Blutgefäßen empfindlicher für Oxidation macht. Das Risiko für Herzkreislaufbeschwerden wird dadurch erhöht.

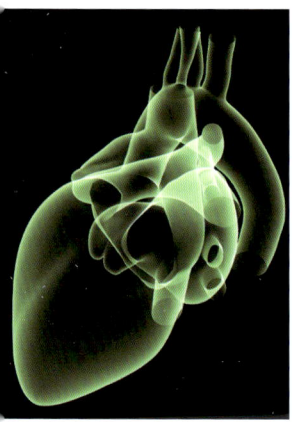

Fischöl kann Herzbeschwerden auch verschlimmern, obwohl es immer als „der Herzschutz" angepriesen wird.

Das spricht gegen Fischöl ...

Der Forscher Sanders veröffentlichte im „British Journal of Nutrition" bereits 1992:
„Die tägliche Einnahme von Fischöl-Supplementen senkt den Vitamin E-Gehalt im Blut unter ein normales Niveau."

Dr. Dean Ornish, Herzspezialist und Autor vieler Bücher schreibt:
„Was viele Reklameanzeigen vergessen uns mitzuteilen ist die Tatsache, dass es bei den Eskimos eine der höchsten Raten der Welt an Hirnblutungen gibt."

Die Einnahme von ausschließlich Ω-3 verdünnt das Blut und kann spontane Blutungen auslösen. Eine weitere Studie zeigte, dass Mütter, die in der Schwangerschaft Fischölkapseln einnahmen, ein doppelt so hohes Risiko an Hirnblutungen hatten als ohne Fischöl.

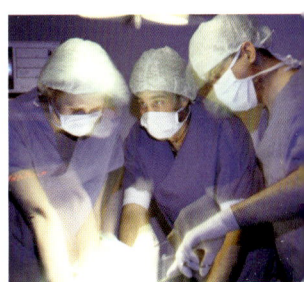

Fischöl kann das Risiko für Hirnblutungen erhöhen.

Fazit: Ω-3 ist nur gut, wenn gleichzeitig auch Ω-6 und Ω-9 in der Ernährung enthalten sind. Aus diesem Grund ist auch die dauerhafte Verwendung von Leinöl in purer Form nicht zu befürworten.

Viele Fischarten vom Aussterben bedroht

Greenpeace und andere Organisationen warnen seit vielen Jahren vor der Plünderung der Fischbestände.

Die Welternährungsorganisation (FAO) sieht bei der derzeitigen Überfischung ernsthafte Gefahren für die dauerhafte Nutzung der Meere.

Etwa 90 Millionen Tonnen Fisch zogen Fischer im Jahr 2015 aus den Weltmeeren. Zwischen 1970 und 2010 gingen Fischpopulationen weltweit um 50 Prozent zurück. Im Mittelmeer werden nach Angaben der EU-Kommission

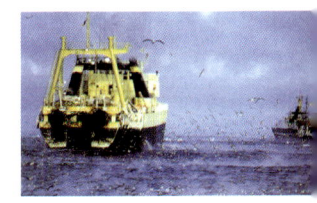

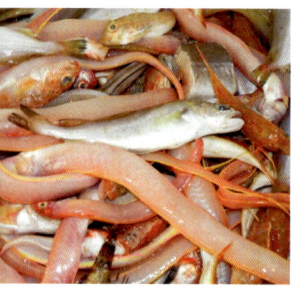

„Die Welt hat genug für jedermanns Bedürfnisse, aber nicht für jedermanns Gier."

Mahatma Gandhi

96 Prozent der Bestände überfischt. Die wenigen verbleibenden Fische enthalten heute fast alle Mikroplastik. Das Ökosystem Meer ist massiv gefährdet.

27 Millionen Tonnen von dem, was gefangen wird, wird als „Abfall" gleich wieder über Bord geworfen.

Beim Thunfischfang zum Beispiel verfangen sich unzählige Haie, Seevögel, Robben, Wale und Delphine in den Netzen. Gut 30 Millionen Tonnen des gefangenen Fisches werden jährlich zu Fischöl und Fischmehl verarbeitet. Letzteres dient der Mast von Schweinen, Hühnern, Crevetten und Lachsen.
Quelle: Greenpeace

Mit riesigen Treibnetzen, die bis zu 64 Kilometer lang sind, wird noch heute trotz Verbot der Treibnetzfischerei in den Weltmeeren gewildert. Zwischen den Jahren 1977 und 1997 wurden Treibnetze auch für rund 7 Millionen Delphine zum Sarg.

Zu den aktiv genutzten Netzen kommen noch Tausende Kilometer von alten, losgerissenen oder gekappten Treibnetzen. Sie bleiben über viele Jahre eine tödliche Falle für viele Meeresbewohner, Fische und Säugetiere, da sich ihr Nylongewebe kaum zersetzt. In den Geisternetzen verenden etwa nochmals so viele Fische, wie offiziell gefischt werden. In der Statistik tauchen sie jedoch nicht auf.

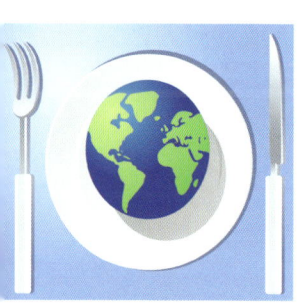

„Wir müssen umdenken, wenn wir überleben wollen!"
Albert Einstein

Um einen Liter Fischöl herzustellen, sind je nach Fischart zwischen 20 und 100 kg Wildfisch nötig. Jährlich werden rund eine Milliarde Liter Fischöl hergestellt. Mit anderen Worten: über 50 Milliarden kg Fische werden allein für den Fischölkonsum gefangen. Hier sind Krillöl oder das vegane DHA-Öl aus Mikroalgen eine ökologisch interessante Alternative!

Krillöl - eine sinnvolle Alternative zu Fischöl

Fischöl wird meistens wegen seiner langkettigen, mehrfach ungesättigten Fettsäuren DHA und EPA empfohlen. Seit einigen Jahren gibt es eine Alternative, die nicht die üblichen Nachteile von Fischöl hat: Krillöl. Krill ist eine kleine Garnelenart, die in der Antarktis lebt. Das Gewässer ist dort sehr sauber, da die Meeresströme am Südpol von den anderen Meeren kaum tangiert werden. Industrielle Belastungen gibt es dort bisher auch nicht. Der Krill lebt daher in einem extrem sauberen Wasser.

Krill gehört zur selben Gattung wie Garnelen oder Hummer. Krill wächst schnell und die kleinen Garnelen vermehren sich auch rasant. In einem Krillschwarm leben bis zu einer Million dieser winzigen Krustentiere und er kann eine Länge von bis zu sechs Kilometer haben. Die kleine Krebsart ernährt sich überwiegend von Phytoplankton, sowie Algen und steht am Anfang der Nahrungskette. Ein Krill wiegt maximal zwei Gramm und seine Größe variiert zwischen einem und sechs Zentimetern. Krill ist ein norwegisches Wort und bedeutet übersetzt „Walnahrung". Auch anderen Fischen, Pinguinen und Albatrossen dient der Krill als Nahrung. Doch keine Sorge, wenn sie das gesunde Krillöl verwenden, essen Sie den Walen und den anderen Meeresbewohnern nichts weg. Zurzeit werden jährlich 200.000 Tonnen Krill gefischt. Das sind gerade mal 0,06 bis 0,13 Prozent der Menge, die von Tieren gefressen werden (die vom Krill leben). Man kann hier wirklich von Nachhaltigkeit sprechen, im Gegensatz zum Fischfang, wo Raubbau der passendere Ausdruck ist.

Da der Krill eine sehr hohe Fortpflanzungsrate hat, gerät das ökologische Gleichgewicht nicht aus den Fugen, auch wenn die Nachfrage nach Krillöl in den nächsten Jahren sicherlich stark steigen wird. Ein weiblicher Krill kann zwischen 6.000 und 10.000 Eier auf einmal legen. Die Eier sinken dann nach

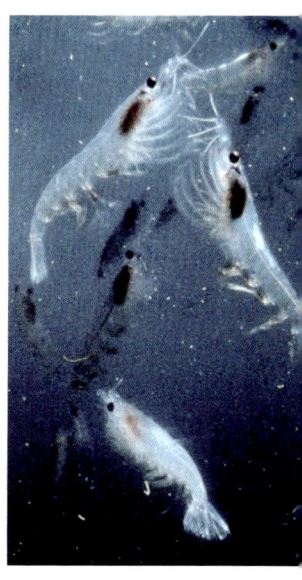

Krill ist eine kleine Garnelenart, die in der Antarktis lebt.

unten in eine Tiefe von 2.000 bis 3.000 Metern. Dort sind sie vor Walen, Raubfischen und Fischern geschützt. Nach zehn Tagen Brutzeit tauchen sie auf in seichtere Gewässer.

Krillschwärme sind die größte Bio-Masse der Welt. Gegenwärtig werden nur 0,03 Prozent des Vorkommens gefischt. Rein gewichtsmäßig gibt es drei Mal so viel Krill wie Menschen auf diesem Planeten.

Der WWF (**W**orld **W**ide **F**und) ist davon überzeugt, dass der Krillfang in punkto Nachhaltigkeit wirklich vorbildlich ist. Die Fangmengen werden auch streng reglementiert.

Schleppnetz-Tasche

Schlauch befördert den Krill an Bord des Schiffes

Schleppnetz-Modul verhindert, dass andere Meeresbewohner in das Netz gelangen

Krill

Spezielle Fang-methode zum Fangen von Krillöl.

Es wurde eine spezielle Fangmethode ausgetüftelt, die gewährleistet, dass nur Krill in die Netze gelangt und keine anderen Fischarten. Vor einigen Jahren wurde zudem ein sehr schonendes Verfahren entwickelt, um die wertvollen, fetthaltigen Inhaltsstoffe in einem Öl zu konzentrieren. Das Öl ist wie Fischöl nicht in Flaschen erhältlich, sondern in Kapseln. Die Verkapselung ist auch absolut sinnvoll, denn so sind die empfindlichen Fettsäuren vor Sauerstoff-Oxidation geschützt.

Die wichtigsten Inhaltsstoffe im Krillöl sind die langkettigen, mehrfach ungesättigten Omega-3-Fettsäuren DHA und EPA, Phospholipide und das starke Antioxidans Astaxanthin. Die Bedeutung von DHA für unsere Gesundheit wurde ja bereits ausführlich beschrieben.

EPA steht für Eicosapentaensäure. EPA hemmt wie alle Omega-3-Fette Entzündungen. Offensichtlich kann EPA auch sehr effektiv bei Depressionen helfen. David Servan-Schreiber berichtet in seinem Bestseller „Die neue Medizin der Emotionen" recht ausführlich über die Heilerfolge bei Depression mit EPA. Interessant ist auch, dass in Ländern mit einem hohen Fischkonsum wie Japan oder Taiwan nur rund ein Prozent der Bevölkerung an Depressionen leidet. Bei uns sind es über fünf Prozent.

Bemerkenswerte Gesundheitseffekte

Der tägliche Verzehr von DHA und EPA ist für chronisch Kranke von erheblichem Vorteil. Studien belegen positive Effekte bei: Alzheimer, Arteriosklerose, Arthritis, Augenerkrankungen, ADHS, Bluthochdruck, Colitis ulcerosa, Diabetes mellitus, Hauterkrankungen, Herzinfarkt, Morbus Crohn, Prämenstruelles Syndrom (PMS), Multiple Sklerose, Rheuma und Krebs.

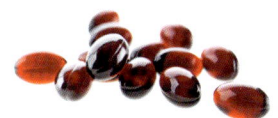

Im deutschsprachigen Raum sind Krillöl-Kapseln mittlerweile recht bekannt. Viele verzehren sie zur Gesundheitsvorsorge oder zur Unterstützung von Heilungsprozessen. Aufgrund ihres Gehaltes an DHA und EPA werden sie besonders bei neurologischen Erkrankungen empfohlen.

Generell ist Krillöl bestens geeignet, um Herz-/Kreislauferkrankungen vorzubeugen bzw. zu lindern. Der beste Schutz für das Herz sind gesunde Gefäße - frei von Ablagerungen und Entzündungen.

Auf diesem Gebiet wird bereits seit den 1960er Jahren intensiv geforscht. Heute weiß man: Egal, ob es um die Senkung des Blutdrucks, der Triglyceridwerte oder des LDL-Cholesterins geht, die langkettigen Omega-3-Fettsäuren helfen oft besser als Medikamente. Die regelmäßige Zufuhr DHA und EPA senkt das Risiko an Schlaganfall oder Herzinfarkt zu erkranken deutlich. Die entzündungshemmende Wirkung von DHA und EPA aus Krillöl ist übrigens noch besser als bei pflanzlichen Omega-3-Fettsäuren.

Im Gegensatz zu Fischöl sind die Fettsäuren EPA und DHA nicht an Triglyceride gebunden, sondern im Fall von Krillöl an Phospholipide. Dadurch können sie besser resorbiert werden. Auch das unangenehme Aufstoßen, das beim Fischöl üblich ist, entfällt beim Krillöl.

Phospholipide an sich sind sehr wertvolle Inhaltsstoffe, denn sie sind ein strukturgebundener Teil von Zellmembranen. Im Krillöl kommt hauptsächlich das Phosphatidylcholin vor. Es ist ein Bestandteil von Lecithin. Lecithin ist sonst in nennenswerten Mengen nur in Eigelb, Sonnenblumenkernen, Nüssen, Soja, Innereien und nicht raffinierten Speiseölen enthalten.

Lecithin ist als natürlicher Emulgator in der Lage, Fette in Millionen winziger Tröpfchen zu verkleinern. Ein Emulgator macht Fette in Wasser löslich. Gleichzeitig erhöht Lecithin die Flexibilität der Zellwände. Der Ionenaustausch und damit der gesamte Stoffwechsel funktioniert besser. Außerdem helfen Phospholipide (genau wie DHA), die schützende Myelinschicht der Nerven wieder aufzubauen. Darüber hinaus tragen sie dazu bei, die Leber vor Verfettung zu schützen. Aufgrund ihrer positiven Wirkungen auf das Gehirn bezeichnet der Ernährungsexperte Patric Holford sie als *„die besten Freunde Ihres Gedächtnisses"*.

Schutzstoff Astaxanthin

Als ob die bisherigen Eigenschaften nicht schon genug Argumente für Krillöl liefern würden, zeichnet es sich durch einen weiteren hoch effektiven Stoff aus: Astaxanthin. Er gehört zur Familie der Carotinoide. Das sind natürliche Farbstoffe, die auch in Gemüse- und Obstsorten vorkommen und zum Beispiel die Karotten orange färben, die Paprika und Tomaten rot und Kurkuma gelb.

Schutzstoff Astaxanthin

Carotinoide sind hervorragende Antioxidantien. Das bedeutet, sie schützen unsere Zellen vor freien Radikalen. Die Folge davon ist: Wir bleiben länger gesund und altern langsamer.

Auch für viele Wissenschaftler ist klar: Weil Freie Radikale durch ihre oxidativen Prozesse die Zellmembranen zerstören, stehen sie im Zusammenhang mit der Entstehung von Zivilisationskrankheiten wie Krebs, Alzheimer und Autoimmunerkrankungen. Wird sogar der Zellkern geschädigt, kann Krebs entstehen.

Das im Krill vorkommende Antioxidans stammt übrigens von roten Algen. Die rötliche Farbe der Garnelen, das rosa Fleisch der Lachse und die rosa Federn der Flamingos rühren daher, dass sie sich von roten Algen ernähren.

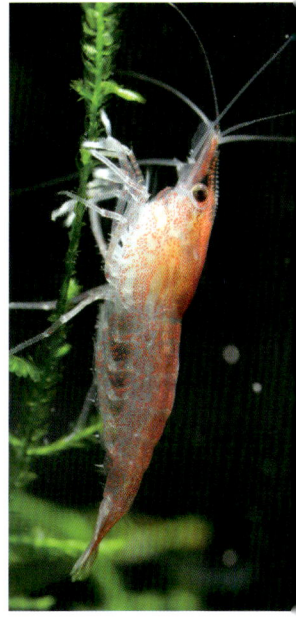

Wir kennen jedoch noch andere Antioxidantien. Die bekanntesten sind: Vitamin A, C und E, das CoEnzym Q10, Zink, Selen und die sekundären Pflanzenstoffe aus der Gruppe der Polyphenole und Carotinoide. Doch das mit Abstand stärkste Antioxidans ist das Astaxanthin. Da es um ein Vielfaches besser schützt als alle bekannten Vitamine wird es auch als Super-Antioxidans bezeichnet!

Astaxanthin kann sogar die Blut-Hirn-Schranke überwinden und so die Fettstrukturen im Gehirn wirksam schützen.

Für die Vorsorge gegen Alzheimer ist das sehr wichtig. Denn Ablagerungen von Quecksilber (Amalgam) und Aluminium sind nur zwei Gründe für die Zerstörung von Gehirnzellen. Ein dritter Grund sind die Wirkungen der freien Radikalen. Wird das Gehirn durch Astaxanthin geschützt, bleibt es länger gesund.

Im Bereich der Augen ist Astaxanthin daher auch eine gute Vorbeugung gegen Grauen Star und Makuladegeneration.

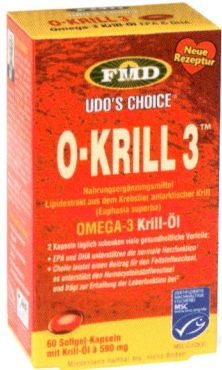

Krillöl - Das Tüpfelchen auf dem i

Krillöl ist nicht dazu geeignet, den ganzen Bedarf an Omega-3-Fettsäuren zu decken. Die Basis bildet nach wie vor ein gutes pflanzliches Öl mit einem geringen Anteil der Omega-6-Fettsäuren. Krillöl ist als zusätzliche Nahrungsergänzung anzusehen. Es dient der Versorgung mit den semi-essentiellen Fettsäuren DHA und EPA. Therapeutisch ist Krillöl den pflanzlichen Ölen zwar weit überlegen, doch das Beste ist, Sie berücksichtigen immer Beides in Ihrer täglichen Ernährung: Zum Beispiel ein pflanzliches Öl das reich an Omega-3-Fettsäuren ist und die Krillöl-Kapseln zusätzlich als Nahrung für Nerven und Gehirn. Als reine Vorsorge genügen zwei Krillöl-Kapseln täglich. Für den therapeutischen Einsatz kann die dreifache Menge sinnvoll sein.

Inzwischen gibt es viele Anbieter. Ich persönlich nehme bei den Kapseln das Produkt „O-Krill- 3". Bei diesen Kapseln stimmt das Preis-/Leistungsverhältnis.

Seit 2019 gibt es hiervon eine spezielle Rezeptur: O-KRILL 3 Brain Support mit einem hohen Anteil an DHA (aus Algen), wichtigen B-Vitaminen und Kurkuma-Extrakt. Kurkuma ist bekanntlich antientzündlich und schützt vor oxidativen Prozessen - auch im Gehirn!

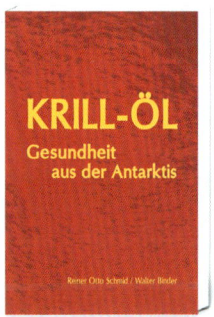

Wenn Sie mehr über dieses außergewöhnliche Öl wissen möchten, empfehle ich Ihnen mein Buch dazu.

Von überteuerten und von Billigprodukten sollten Sie die Finger lassen, denn es gibt sogar schon gepanschtes Öl, das als Krillöl verkauft wird. Unseriöse Firmen mischen Fischöl mit Sojaphospholipiden und Astaxanthin aus Algen und verkaufen das dann zu Dumpingpreisen.

Krillöl ist ein spannendes Thema. Es ist ein Lebensmittel ganz im Sinne von Hippokrates, demzufolge diese ja zugleich Heilmittel sein sollten.

DHA-Öl aus Mikroalgen

Wer keine tierischen Produkte mag, für den ist Omega-3-DHA eine sinnvolle Variante.

Fische und der Krill produzieren ihr DHA nicht selbst. Sie nehmen es über Algen auf und reichern es in ihrem Organismus an.

„Warum nicht die Algen direkt als DHA-Quelle nutzen?", dachte sich der Fettforscher Dr. Udo Erasmus.

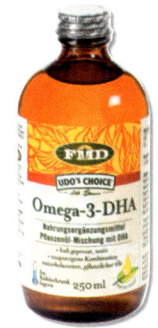

Als Basis für seine DHA-Ölmischung dienen verschiedene pflanzliche Öle (aus BIO-Anbau), deren Verhältnis von Ω-3 zu Ω-6 durch einen hohen Leinöl-Anteil optimiert wurde. Durch einen Extrakt aus einer Alge, die die beiden wichtigen Fette DHA und EPA enthält, wird die Mischung für unser Gehirn zur Supernahrung.

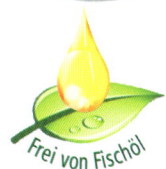

Die Alge stammt zwar aus dem Meer, wird aber im Süßwasser unter kontrollierten Bedingungen gezüchtet. Somit ist die Schadstofffreiheit gewährleistet. Von der Reinheit und Qualität stellt es jedes Fischöl in den Schatten. Zudem ist es auch für Vegetarier und Veganer geeignet.

Sie erhalten das Ω-3-DHA Öl von Dr. Erasmus beim Versandhandel für Gesundheitsprodukte.

Bereits zwei Esslöffel genügen, um den Bedarf an essentiellen Fettsäuren und DHA zu decken.

Das Öl schmeckt in keinster Weise nach Fisch oder Algen, sondern angenehm nussig. Sie können es in kalte Speisen (Joghurt, Quark) und Säfte einrühren oder als Salatöl verwenden.

Wer DHA höher dosieren möchte, für den gibt es Vegan-DHA in Kapseln.

Für diese Menschen ist die direkte Zufuhr von DHA-Öl erforderlich:

- *Schwangere / Stillende*
- *Kinder*
- *Veganer*
- *Menschen über 40*
- *Allergiker*
- *Diabetiker*
- *Menschen, die unter Stress leiden*
- *Menschen, die regelmäßig Alkohol trinken*
- *Depressive*
- *Kinder, die unter ADHS leiden*
- *Prävention von Alzheimer*

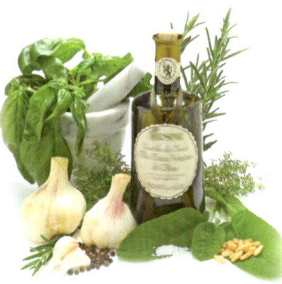

Wie gesund ist Olivenöl?

Auch hier kommt es wieder auf die Qualität an.

Olivenöl enthält überwiegend die einfach ungesättigte Ölsäure (Omega-9). Diese oxidiert nicht so leicht wie Omega-3. Zudem enthält Olivenöl rund 50 verschiedene schützende Pflanzenstoffe, unter anderem Phenole und Vitamin E. Obwohl Olivenöl nicht so leicht oxidiert wie Lein-, Raps-, Sonnenblumen-, Distelöl, etc. würde ich es trotzdem nicht hoch erhitzen. Die Olivenölflasche steht bei mir immer im Kühlschrank, auch wenn das Öl dadurch leicht fest wird.

Olivenöl in guter Qualität ist Genuss-, Lebens- und Heilmittel in einem. In den Mittelmeerländern gibt es nur ein Fünftel der Herzerkrankungen wie bei uns, und das, obwohl dort 10 % mehr Fett verzehrt wird. Auch der Einfluss von Olivenöl auf den Cholesterinspiegel ist beachtlich. Der hohe Cholesterinspiegel wird gesenkt, besonders der des schädlichen LDL's.
In Griechenland werden pro Person und Jahr rund 20 Liter Olivenöl verbraucht, bei uns gerade mal ein halber Liter.

Je weniger Säure, desto besser…

Die Ernte der Oliven per Hand ist teuer und aufwendig. Oft wartet man daher, bis die Früchte von alleine vom Baum fallen. Die Oliven faulen dann zum Teil vor sich hin. Durch die sorglose Behandlung bei der Ernte, Lagerung und Verarbeitung entstehen freie Fettsäuren. Man kann diese durch den unangenehmen, kratzigen und sauren Geschmack erkennen.
Steht auf der Olivenölflasche „Nativ extra" oder „extra Virgine", dann darf es per Gesetz nur maximal 0,8 % Säure enthalten. Es sollte sich also um eine gute Qualität handeln.

Die Betonung liegt auf „sollte"…
Das Nachrichtenmagazin „Stern" ließ 19 in Deutschland gekaufte Olivenöle mit der Bezeichnung „Extra Virgine" testen.

Wie gesund ist Olivenöl?

Das Ergebnis war niederschmetternd. Nur 5 Öle hatten das Prädikat tatsächlich verdient. Unter den 19 Ölen waren sogar 3, die von so minderer Qualität waren, dass sie aus dem Verkehr gezogen werden mussten.

Etikettenschwindel gibt es leider auch beim Olivenöl.

> *„Dass ‚Extra Virgine' zu Spottpreisen erhältlich ist und dementsprechend schmeckt, scheint bisher kein Grund für einen Aufstand unter den Gourmets gewesen zu sein. Der stechende Geruch von Ranzigkeit und Katzenpisse wird freimütig als typisch mediterrane Aromen hingenommen."*
> Andreas März, Chefredakteur einer Feinschmeckerzeitung

Wenn auf dem Etikett „Natives Olivenöl" steht, dürfen bis zu zwei Gramm Säure enthalten sein. Steht nur „Olivenöl" auf dem Label, dann handelt es sich um ein raffiniertes, industriell verarbeitetes Öl.

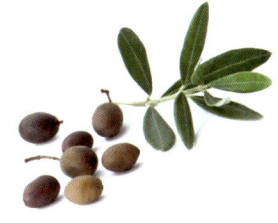

Die miserabelste Stufe ist „Oliventresteröl". Es wird aus dem Tresterrückstand mittels chemischer Lösungsmittel und Wärmebehandlung gewonnen. 600 Tonnen Oliventresteröl werden in Deutschland jährlich in der Gastronomie eingesetzt! …

Man sieht auch hier: Ölkauf ist Vertrauenssache.
Misstrauen Sie Billigangeboten, bei denen die schöne Flasche unter Umständen mehr wert ist als der Inhalt. Der möglichst niedrige Säuregehalt ist wichtig. Natürlich ist auch der gute Geschmack entscheidend. Das flüssige Gold sollte im wahrsten Sinne des Wortes „runtergehen wie Öl" und nicht im Hals kratzen wie Terpentin. Olivenöl enthält hauptsächlich Ω-9-Fettsäuren, die nicht essentiell sind. Ω-3-Fette sind keine enthalten. Der gesundheitliche Wert liegt einzig und allein den enthaltenen Polyphenolen. Für Salate kann man ein Ω-3-Öl mit Olivenöl mischen. So hat man beides: den mediterranen Geschmack und gesunde Fettsäuren.

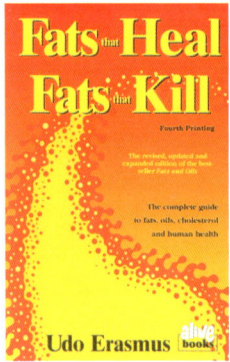

Das Standardwerk über gesunde Öle von Dr. Udo Erasmus. (nur in englischer Sprache)

Fette die heilen und Fette die töten

„Fats that heal, fats that kill" - so der Titel des Standardwerkes über die Qualitätsunterschiede von Ölen. Das Buch ist mittlerweile schon in der 14. Auflage erschienen.
In Kanada, wo dieses Buch veröffentlicht wurde, meiden viele Menschen inzwischen hoch verarbeitete Fette.

Mehr noch als alle wissenschaftlichen Erkenntnisse über Trans-Fettsäuren zählt jedoch die eigene Erfahrung.

Wenn Sie Ihrem Körper eine Ölwechsel gönnen, d. h. schlechte gegen hochwertige Öle austauschen, werden Sie merken, wie sich Ihr Gesundheitszustand von Monat zu Monat verbessert.

Dr. Udo Erasmus warnt schon seit über drei Jahrzehnten vor gesundheitsschädlichen Transfettsäuren. Gleichzeitig klärt er auch über die Bedeutung der Omega-3-Fettsäuren und über das wichtige mengenmäßige Verhältnis der Fette zueinander auf. Seine wissenschaftlich fundierten Erkenntnisse sind in der nachfolgenden Tabelle zusammengefasst.

Ich empfehle Ihnen diese Tabelle zu kopieren und in der Küche an gut sichtbarer Stelle aufzuhängen. Sie werden so immer wieder daran erinnert, wie wichtig ein Ölwechsel für Ihren Körper ist.

Fette die heilen und Fette die töten

Gesättigte Fettsäuren im Übermaß und Transfettsäuren	Omega-3- und Omega-6-Fettsäuren im richtigen Verhältnis
Erhöhen den Blutdruck	Senken den Blutdruck
Verstopfen die Arterien	Halten die Arterien frei von Ablagerungen
Verursachen Arteriosklerose	Verhindern und mildern Arteriosklerose
Fördern Fettleibigkeit	Helfen bei der Fettverbrennung
Fördern die Entstehung von Krebs	Verhindern Krebs und helfen Krebs zu heilen
Fördern Entzündungen	Vermindern Entzündungen
Verschlechtern die Gehirnfunktion	Verbessern die Gehirnfunktion
Beeinträchtigen das Sehvermögen	Verbessern das Sehvermögen
Verfetten die Leber	Verhindern Leberverfettung
Schaden der Nierenfunktion	Verbessern die Nierenfunktion
Fördern die Neigung zu Allergien	Mildern Allergien
Können Depressionen verursachen	Mildern Depressionen
Beeinträchtigen die Funktion von Zellen und Organen	Verbessern die Funktionen von Zellen und Organen
Erhöhen das Risiko von Herzinfarkt und Schlaganfall	Schützen vor Herzinfarkt und Schlaganfall
Fördern die Insulinresistenz und somit Diabetes	Vermindern die Insulinresistenz
Können Mutationen und Zellveränderungen verursachen	Schützen unsere DNS vor Mutationen
Erhöhen den Cholesterin- und Triglyceridspiegel	Senken den Cholesterin- und Triglyceridspiegel
Beeinträchtigen das Immunsystem	Haben einen positiven Einfluss auf das Immunsystem
Beeinträchtigen die Fortpflanzungsfunktion	Verbessern die Spermabildung und die Fruchtbarkeit

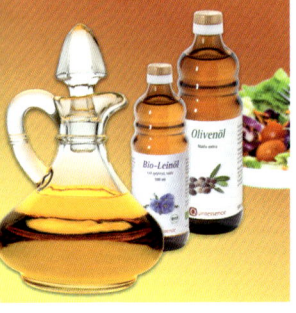

Die richtige Mischung macht's

Die richtige Mischung ist im Leben wichtig. Egal, ob es um Ihre finanzielle Altersvorsorge, den Wechsel von Aktivität und Entspannung oder um Ihre Ernährung geht. Besonders wichtig ist die optimale Mischung der einzelnen Fettsäuren im Körper. Wir brauchen sowohl ungesättigte (Ω-3, -6 und 9) als auch gesättigte Fettsäuren (nicht zu verwechseln mit künstlich gehärteten Fetten).

Als gesättigte Fette, die als einzige auch zum Erhitzen geeignet sind, haben sich Kokos- oder Palmfett als ideal erwiesen. Tierische Fette sind ebenfalls überwiegend gesättigt. Von Natur aus wären sie eigentlich gar nicht so schlecht. Sie werden zwar oft für Herz-Kreislauf-Erkrankungen und hohe Triglyceridspiegel verantwortlich gemacht, doch sind da die Trans-Fettsäuren mit Sicherheit um ein vielfaches gefährlicher. Bei den tierischen Fetten ist eher der Toxin-Gehalt das Problem.

Gifte aller Art lagern sich bevorzugt im Fettgewebe ein. Über die Nahrungskette reichern sich die Schadstoffe jeweils mindestens um den Faktor 10 an.

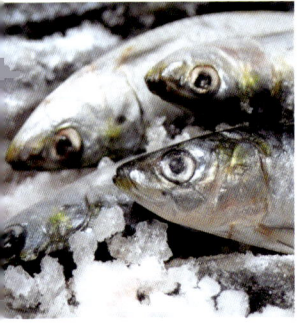

An einem Beispiel: Die Weltmeere werden seit Jahrzehnten als Müllkippe verwendet. Logischerweise sind die Meeresalgen teilweise etwas belastet, jedoch nur im ppm-Bereich (parts per million). Die Algen werden von kleinen Fischen gefressen. Die Konzentration der Gifte steigt nun von vielleicht 1 ppm auf 10 ppm. Die kleinen Fische werden nun von größeren Fischen gefressen. In unserem Beispiel steigt die Konzentration der Gifte schon gleich auf 100 ppm. Der kleine Hering wird nun vielleicht von einem Tunfisch oder Lachs verspeist. Die Giftkonzentration steigt nun schon auf 1000 ppm.
Tierisches Fett ist oft erheblich mit Schadstoffen belastet.

Die optimale Ölmischung

Zurück zur optimalen Fettmischung für unseren Körper: Ω-3- und Ω-6-Fettsäuren sind beides essentielle Fettsäuren. Das bedeutet, wir können sie nicht selbst herstellen und müssen sie daher mit der Nahrung aufnehmen. Aber auch deren Mengenverhältnis untereinander ist enorm wichtig. Fast jeder leidet heute an einem massiven Überschuss an Ω-6-Fettsäuren.

Wir bekommen durch die tägliche Ernährung zu viel Omega-6 und zu wenig Omega-3-Fettsäuren.

Das Öl, das bei uns am meisten verwendet wird, ist Sonnenblumenöl. Hier haben wir ein Verhältnis von 120 : 1 (Ω-6 : Ω-3).

Auf Dauer eine Katastrophe für den Körper, denn man weiß heute, dass Omega-6-Fettsäuren im Übermaß Entzündungen fördern.

Damit nicht genug:
Zu viele Ω-6-Fettsäuren verengen auch die Blutgefäße, verdicken das Blut, erhöhen den Blutdruck und fördern Hormonstörungen, da Ω-3-Fette für viele Hormone benötigt werden.

> *„Genetisch vorgegeben und daher optimal wäre ein Omega-6- zu Omega-3-Fettsäuren-Verhältnis von 2-3:1.*
>
> *Unsere aktuell massiv getreidebetonte Ernährung (Getreide-Einsatz auch als Mastfutter für Geflügel, Stalltiere & Zuchtfisch-Betriebe) hat dieses Verhältnis mittlerweile auf sage & schreibe 25 : 1 hochgetrieben, zugunsten von Omega-6-Fettsäuren.*
>
> *Mit allen negativen und ungesunden Konsequenzen für uns Menschen. Ich bin daher manchmal und nicht von ungefähr versucht, etwas sarkastisch zu formulieren, ‚unseren täglichen Tod gib uns heute'."*
>
> Sportarzt Dr. med. Rudolf Ziegler

Die optimale Ölmischung

Leinöl ist das einzige Öl, das mehr Omega-3 als Omega-6-Fettsäuren enthält.

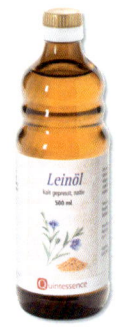

Buchtipp:

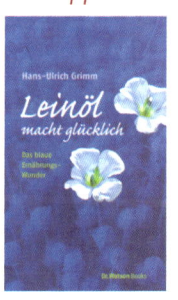

Das Leinölbuch des Bestsellerautors: H. U. Grimm ist von der ersten bis zur letzten Seite spannend und absolut lesenswert.

Das Missverhältnis in unserer täglichen Ernährung von Ω-6 zu Ω-3 schadet natürlich auch unserem Gehirn. Die Nervenzellen in unserem Denkorgan bestehen zu einem Fünftel aus essentiellen Fettsäuren. Wenn man den Wasseranteil herausrechnet, ist der Gehalt an essentiellen Fetten sogar noch höher.

Der Signaltransport zwischen den einzelnen Gehirnzellen funktioniert nur dann reibungslos, wenn Ω-3 und Ω-6 im richtigen Verhältnis sind. Ist der Ω-3-Anteil zu gering, kann nicht genügend Serotonin produziert werden. Serotonin ist bekanntlich unser Glückshormon.
Über diese Zusammenhänge berichtet auch H. U. Grimm in seinem Buch „Leinöl macht glücklich". Leinöl ist das einzige pflanzliche Öl, welches mehr Ω-3- als Ω-6-Fettsäuren enthält. Leider kommt inzwischen ein Großteil der Bio-Leinsaat aus China. Bio-Leinöl aus Deutscher und Schweizer Ernte bekommen Sie über den Versandhandel: Tel. 0 75 29 / 973 730.

Ein günstiges Fettsäureverhältnis weisen auch Hanf-, Walnuss-, Weizenkeim- und Rapsöl auf. Weizenkeimöl hat auch gleichzeitig viel Vitamin E, ist aber in guter Qualität nur sehr, sehr, sehr schwer zu bekommen.

Rapsöl gibt es dagegen im Überfluss, und ich vermute, dass dies ein Grund ist, warum dieses Öl in den Medien immer als soooo gesund angepriesen wird.

Sind Sie schon mal an einem blühenden Rapsfeld vorbeigefahren? Ich finde, es stinkt erbärmlich! Zum Heizen und als Bio-Diesel o. k., aber für die Küche verwende ich es nicht.

Einseitigkeit in jeder Richtung ist für unseren Organismus schädlich. Hier liegt eines der wesentlichen Gesundheitsprobleme der heutigen Zeit.

Die optimale Ölmischung

Die meisten Menschen konsumieren fast ausschließlich Ω-6-Fettsäuren. Diese sind enthalten in: Maiskeim-, Distel-, Oliven-, Sesam- und Sonnenblumenöl. Auch in Butter, Margarine, Frittieröl, Fleisch, Eier, Käse und Wurst.

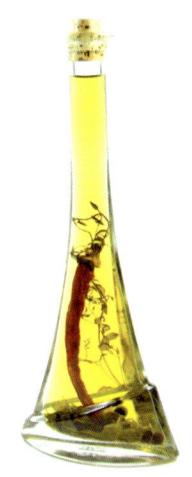

Diese Öle nur sehr, sehr sparsam verwenden:	
	Verhältnis Omega 6 zu Omega 3
Distelöl	154 : 1
Traubenkernöl	152 : 1
Sonnenblumenöl	120 : 1
Kürbiskernöl	106 : 1
Maiskeimöl	55 : 1

Die seltenen Ω-3-Fette findet man lediglich in Nussölen, Kaltwasserfischen, Algen und vor allem in Leinöl. Letzteres gilt als äußerst reich, was Ω-3 Fette betrifft. Doch immer nur Leinöl würde auf Dauer auch zu einer Einseitigkeit führen.

Leinöl ist die beste Quelle für Omega-3-Fettsäuren. Doch immer nur Leinöl zu verwenden ist auf Dauer auch nicht gesund.

Die Natur hat vorgesehen, dass wir uns abwechslungsreich ernähren. Daher gibt es keine Ölsaat, die ein optimales Verhältnis von Ω-3 zu Ω-6-Fetten aufweisen kann. Lediglich Hanfsaat kommt an dieses Ideal heran.

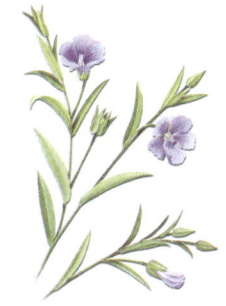

Früher haben die Menschen noch eine abwechslungsreiche Mischung aus Leinöl, Nüssen, Sonnenblumenkernen, Kürbiskernen, Butter und anderen tierischen Produkten verzehrt.

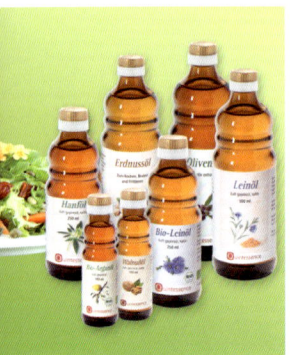

Die gute Gesundheit der Menschen im mediterranen Raum wird durch den Konsum von wenig Fleisch, viel Obst, Gemüse, Kräuter, Nüsse und der heiteren Lebensart begründet. Auch ein Glas Rotwein am Abend hat durchaus seine Vorzüge. Auch der Fisch mit seinen Ω-3-Fetten soll zur Lebensverlängerung beitragen.

In unseren Breitengraden, wie auch in Amerika und in vielen anderen zivilisierten Ländern ist die tägliche Ernährung bedenklich arm an Ω-3-Fettsäuren.

Um hier einen Ausgleich zu schaffen, wäre eine Ölmischung mit einem hohen Anteil an Leinöl günstig.

Es macht meiner Ansicht nach jedoch keinen Sinn, sich selbst eine optimierte Ölmischung herzustellen, da Sie sonst viele verschiedene Öle einkaufen müssten.

Viel sinnvoller ist es für den täglichen Gebrauch auf eine optimale und qualitativ hochwertige Ölmischung zurückzugreifen.

Öle für die Gesundheit

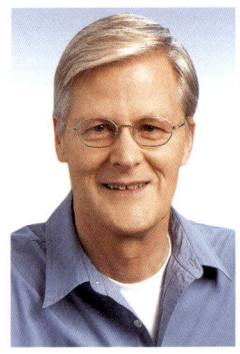

Wenn man über gesunde Öle spricht, dann kommt man an einem Namen nicht vorbei:
Dr. Udo Erasmus.

Bei uns ist er noch relativ unbekannt und doch zählt er zu den führenden Gesundheitsexperten weltweit.

In Kanada, wo er lebt, wurde Udo Erasmus von der dortigen Canadian Health Food Association für seine über zwei Jahrzehnte lange Aufklärungsarbeit in die „Hall of Fame" aufgenommen.

Sein Buch „Fats that heal and Fats that kill" ist das Standardwerk über die gesundheitliche Bedeutung von guten Ölen. Allein in Kanada wurde sein Bestseller über 250.000 Mal verkauft.

Dr. Udo Erasmus studierte Zoologie, Biochemie und Genetik und der Universität von Columbia.

Ein ausführliches Interview mit Udo Erasmus finden Sie ab Seite 90.

Öle für die Gesundheit

Im Jahr 1980 zog er sich eine schwere Pestizidvergiftung zu. Nachdem ihm seine Ärzte nicht helfen konnten (die Umweltmedizin steckte damals noch in den Kinderschuhen), entschloss er sich dazu, selbst die Verantwortung für seine eigene Gesundheit zu übernehmen.

Er erkannte, dass Ω-3 und Ω-6-Fettsäuren von herausragender Bedeutung für die Gesundheit sind. Pestizide sind fettlöslich. Sie lagern sich somit auch im Fettgewebe ein. Dazu gehören auch unsere Nerven und unser Gehirn. Nur mit Hilfe von guten, naturbelassenen Ölen bekommt man die fettlöslichen Giftstoffe wieder aus dem Körper heraus. Anfangs nahm Udo Erasmus reines Leinöl, um seinen Körper zu entgiften. Er hatte damit auch gute Erfolge.

Nach einigen Monaten merkte er, dass seine Haut immer dünner wurde. Dann fügte er dem Leinöl, das ja überwiegend Omega-3-Fettsäuren enthält, noch andere Öle hinzu. Nach langem Experimentieren fand er schließlich eine Ölmischung, die für den Dauergebrauch optimal ist.
Doch nicht nur die richtige Mischung ist wichtig.

Er entwickelte ein Herstellungsverfahren, bei dem die Öle unter Ausschluss von Licht und Sauerstoff gepresst werden. Dieses Verfahren ist zwar aufwändig und teuer, doch es zahlt sich aus. Die reaktionsfreudigen ungesättigten Fettsäuren reagieren extrem empfindlich auf Licht und Sauerstoff. Dies ist der Grund, warum geöffnete Ölflaschen im dunklen Kühlschrank stehen und rasch verbraucht werden sollten.
Dr. Udo Erasmus hat in Kanada einen qualitätsbewussten Partner für die Ölproduktion gefunden. Das Öl wird von der Pressung bis zum Verkauf kühl gelagert.

Gute Öle helfen, den Körper zu entgiften.

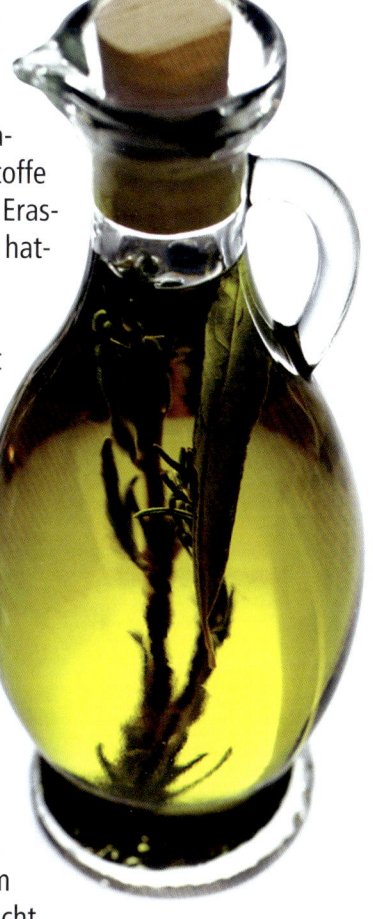

Öle für die Gesundheit

Das Motto von Dr. Udo Erasmus lautet: „Ich mache Öle für die Gesundheit. Die Lebensmittel-industrie macht Öle für die Haltbarkeit."

Was den Qualitätsstandard von der Auswahl der Samen über die schonende Pressung ohne Licht und Sauerstoff bis hin zur permanenten kühlen Lagerung betrifft, ist dieses Öl sicherlich einzigartig auf der Welt.

Lichtgeschützt, das bedeutet, dass Dr. Udo Erasmus sein Öl nicht nur in braune Flaschen abfüllen lässt. Auch grüne oder braune Flaschen lassen immer noch Licht durch. Durch einen Umkarton ist Udo's Öl 100 %ig vor dem schädlichen Lichteinfluss geschützt.

Aufgrund des sorgsamen Herstellungsverfahrens, der sorgsamen Lagerung und dem Gehalt an natürlichem Vitamin E aus Pflanzenextrakten sowie weiteren sekundären Pflanzenstoffen (Carotinoide etc.) ist das Öl ungeöffnet ca. 8 Monate haltbar, geöffnet ca. 8 Wochen.

Supermarkt-Öl ist durch diverse chemische Verfahren jahrelang haltbar. Gesund ist das natürlich nicht. Nach dem bekannten Ernährungsforscher Prof. Kollath gehören Öle, die jahrelang haltbar sind, in die schlechteste Kategorie. Sie verdienen auch nicht mehr den Namen Lebensmittel. Es sind einfach Nahrungsmittel wie andere Konserven auch. Sie machen uns zwar satt, über kurz oder lang jedoch krank.

Vollwertkostverfechter wie Prof. Kollath und Dr. Bruker haben immer vor dem weißen Zucker und vor weißem Mehl gewarnt. Dr. Udo Erasmus weist mit Recht darauf hin, dass weiße Fette und Öle wesentlich gefährlicher sind.

Öle, die hoch erhitzt, gebleicht, gehärtet, desodoriert und hochdruckgefiltert sind, findet man in jedem Kaufladen. Sie sind die Regel und nicht die Ausnahme. Diese Öle sind farb-, geschmacks- und geruchlos.

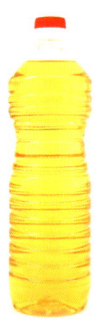

Weiße Fette sind viel gefährlicher für die Gesundheit als weißes Mehl oder weißer Zucker.

Öle für die Gesundheit

Wenn Ihnen Ihre Gesundheit wichtig ist, dann sollten Sie mit solch einem Öl bestenfalls zu Hause Ihre Türen ölen.

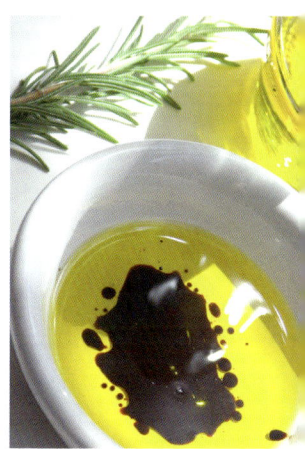

Diese Fakten sollten Sie kennen ...

- Wir essen viel zu viele schlechte Fette, die über Stunden hoch erhitzt und damit in ihrer Struktur verändert wurden.

- Schlechte Fette fördern Krebs, Diabetes, Herz-Kreislauf-Erkrankungen, Allergien und viele weitere Krankheiten.

- Speiseöle und Margarine werden von der Industrie für die Haltbarkeit – und nicht für die Gesundheit – gemacht!

- Aus guten Ölsaaten werden durch die industrielle Behandlung die ungesättigten Fettsäuren zum Teil toxisch (giftig) gemacht.
  Selbst wenn ein Billig-Öl nur 1 % schlechte, strukturveränderte Trans-Fettsäuren enthält, dann bedeutet dies pro Esslöffel Öl 60.000.000.000.000.000.000 giftige Moleküle. Umgerechnet sind das eine Million giftige Moleküle für jede unserer ca. 60 Billionen Zellen.

- Ca. 80 % der Weltbevölkerung haben heute einen Mangel an Omega-3-Fettsäuren. In der Steinzeit lag das Verhältnis von Omega-3 zu Omega-6 noch bei 1:1. Heute liegt es ca. bei 1 : 20 - 25.

Dr. Udo Erasmus hält aufgrund des massiven Ω-3-Mangels ein Verhältnis von zwei Teilen Ω-3 zu einem Teil Ω-6 für optimal. Seine Ölmischung aus den verschiedensten Saaten enthält genau dieses Mischungsverhältnis.

„Udo's Oil", wie es in Kanada und USA genannt wird, enthält überwiegend Leinöl, aber auch Sonnenblumen-, Sesam-, Kokosnuss-, Nachtkerzen-, Reiskeim- und Haferkeimöl.

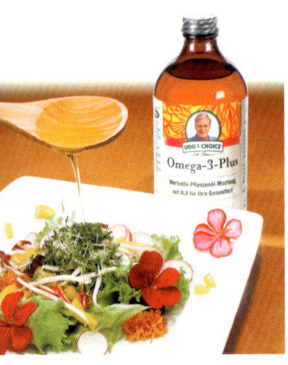

Viele **Erfahrungsberichte von Anwendern** des Öls sind auf der Web-Site von Dr. Erasmus veröffentlicht. Diese positiven Erfahrungen sind sehr vielseitig.

Hier eine Auswahl:

„Ich habe das Buch ‚Fette die Heilen und Fette die Töten' gelesen und fing dann an, Udo's Öl-Mischung als Ergänzung einzunehmen. Zum ersten Mal habe ich das Gefühl, den besten Weg zu einer optimalen Gesundheit gefunden zu haben." *Randy*

„Da ich ein Reformhaus besitze kenne ich schon einige Vorteile Ihrer Produkte. Täglich erzählen mir Kunden wie Ihre Öle geholfen haben. Macht weiter so!" *Andrea Pretli*

„Ich nehme Udo's Öl nun seit zirka einem Jahr und habe eine große Veränderung meiner Haut erfahren. Sie wurde sehr weich." *Colleen Olson*

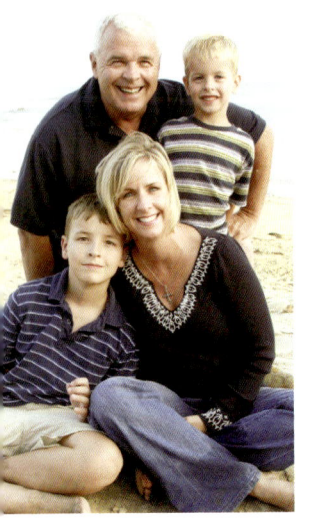

„Ich konsumiere Udo's Öl seit über einem Jahr und kann sagen, dass es eine großartige Sache ist, die ich damit in mein Leben integriert habe. In Einklang mit einer gesunden Ernährung und täglicher Bewegung können Sie Erstaunliches erwarten. Vor allem, wenn Sie die großartigen Produkte und Hinweise von Udo in Ihrem täglichen Leben beachten." *Scot E. McLachlan*

„Ich würde Ihnen gerne mitteilen, wie sehr Udo's Öl mein Leben verändert hat. Mit seinem Öl und seinem Programm bin ich zu einem neuen Menschen geworden. Das Öl hilft mir bei meinen quälenden Hungerattacken; wenn ich es einen Tag nicht nehme, dann habe ich den ganzen Tag Hungergefühle. Auch fühle ich, wie meine Gelenke lockerer werden und meine Haut weicher wird." *Lisa K.*

Wie sich ein Ölwechsel auswirken kann

„Wir nehmen Udo's Öl nun seit 6 Monaten und es hat uns beiden geholfen. Wir haben unsere Ernährung drastisch umgestellt, um unseren Gesundheitszustand zu verbessern. Es ist kaum zu glauben wie positiv sich gute Ernährung auf den Körper auswirkt." *Eddi & Robin Lyon*

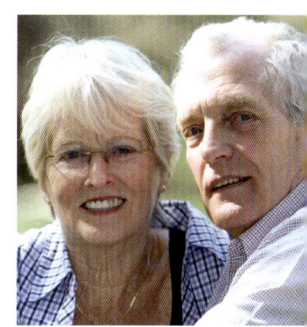

„Ich habe das Öl verwendet, um die gesundheitlichen Probleme unserer Familie in den Griff zu bekommen. Die Ergebnisse waren sehr gut." *George Fischer*

„Ich konsumiere Udo's Ölmischung bereits 15 Wochen begleitend zu einer Diät und die Vorteile sind enorm. Ich habe auch meinen Mann dazu gebracht, das Öl zu nehmen. Er sagt, dass er einen deutlichen Unterschied merkt, wenn er es weglässt." *Carol*

„Ich wünschte, ich hätte schon früher von Udo's Choice erfahren. Es ist großartig, seinen Appetit unter Kontrolle zu haben. Danke!" *Cathy Stump*

„Meine ganze Familie konsumiert Ihre vollendete Ölmischung. Mein emotionales und mentales Wohlbefinden hat sich positiv entwickelt. Vielen Dank."
Dean Clairmont
Quelle: www.udoerasmus.com

Die Öle von Dr. Udo Erasmus erhalten Sie nur bei ausgewählten Versandhändlern, welche die gekühlte Lagerung der Öle gewährleisten:

Quintessence Naturprodukte, 88267 Vogt, Tel. 0 75 29/ 97 37 30

Puravita Naturwaren, 82266 Inning, Tel. 0 81 43/ 95 95 01

Vitalpur, 10589 Berlin, Tel. 0 30/ 54 85 47 73

Wichtige Öle

In diesem Kapitel orientieren wir uns an der Ölrezeptur von Dr. Erasmus und besprechen die einzelnen Bestandteile. Die biologisch angebauten Samen werden sehr schonend unter Ausschluss von Licht und Sauerstoff gepresst, lichtgeschützt verpackt und permanent kühl gelagert. Das Öl ist inzwischen in nahezu jedem europäischen Land erhältlich.

Leinöl

In der Ölmischung ist Leinöl der Hauptbestandteil. Von allen Ölsaaten hat die Leinsaat sicherlich den höchsten gesundheitlichen Wert. Bereits der Ur-Vater der Ärzte, Hippokrates, hat Leinöl therapeutisch eingesetzt.
Auch Paracelsus und Hildegard von Bingen empfahlen die Heilpflanze.

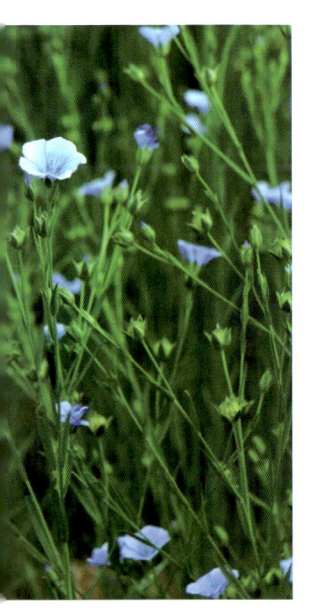

Lein ist eine der ältesten Kulturpflanzen. Sie wurde schon vor 10.000 Jahren angebaut. Die Leinpflanze wurde in vielen Hochkulturen verwendet und geschätzt.

Fast keine andere Pflanze ist so vielseitig verwendbar wie sie: Lebensmittel, Rohstoff für Kleidung und Wäsche, Segeltuch, etc., Holzschutz (Leinölfirnis), Rohstoff für Bodenbeläge (Linoleum) und weiteres mehr.
Am spannendsten sind jedoch die gesundheitlichen Aspekte des Leinöls.
Manche Naturheil-Klinik bringt Leinöl täglich auf den Tisch. So zum Beispiel die renommierte Buchinger-Klinik in Überlingen. „Leinöl kriegen unsere Patienten jeden Tag im Müsli", so Dr. med. Francoise Wilhelmi de Toledo (Leitende Ärztin). Sie ist überzeugt, dass durch die verschiedenen Inhaltsstoffe des Öls das Immunsystem gestärkt wird und der Mensch somit besser gegen Krankheiten gewappnet ist.

Auch Prof. Jens Altwein, Arzt in einem Münchner Krankenhaus lobt die schützende Wirkung des Leinöls sogar zur Vorbeugung gegen Krebs. Dank Dr. Johanna Budwig gewinnt Leinöl in der Krebstherapie eine zunehmende Bedeutung. Sie hatte unzähligen Krebspatienten, die nach den herkömmlichen Methoden als unheilbar galten, helfen können. Frau Dr. Budwig bekam Dankesschreiben von Krebspatienten aus der ganzen Welt. Für sie standen die Fette im Zentrum des Krebsgeschehens. In einem ihrer Bücher schrieb sie:

Wissenschaftliche Forschungen bestätigen die krebshemmende Wirkung von Leinöl.

> „Das Krebsproblem steht in Verbindung mit der Verwendung ungesunder künstlicher Nahrungsfette."

In Leinöl sah Dr. Budwig die Lösung des Krebs-Problems. Ihre Heilerfolge sind gut dokumentiert und auf internationaler Ebene sprach sie regelmäßig auf Krebsforschungskongressen.

Forscher der Universitäten in Heidelberg, Rostock und Toronto haben die krebshemmende Wirkung von Leinöl in jüngster Zeit bestätigt. Die Wissenschaftler schreiben die antikanzerogene Wirkung hauptsächlich den so genannten Lignanen zu. Doch sicherlich ist es nicht ein einzelner Inhaltsstoff, der Heilungen bewirkt, sondern ein breites Spektrum von Vitalstoffen im Leinöl.

An dieser Stelle muss auch nochmals auf die Qualität hingewiesen werden. Mit einem ranzigen, durch Wärme, Sauerstoff oder Licht geschädigten Leinöl welches monatelang ungekühlt im Verkaufsregal stand, wird man mit Sicherheit keinen Krebs heilen können.

Wie bereits mehrfach erwähnt, überwiegt im Leinöl der Omega-3-Anteil. Es ist daher ideal, um innerhalb kurzer Zeit einen Mangel auszugleichen.

Für den Dauerverzehr ist jedoch eine ausgewogene Zusammensetzung von Fettsäuren wichtig, wie sie durch die Ölmischung von Dr. Erasmus gewährleistet ist.

Sonnenblumenöl

Schon allein der Anblick eines Sonnenblumenfeldes erfreut unser Herz. Was fasziniert uns so an dieser Pflanze? Vielleicht ist es die Tatsache, dass sie sich stets dem Licht zuwendet. Sonnenblumen folgen durch Drehung dem Lauf der Sonne.

Wie alle Samenpflanzen speichert sie in ihren Früchten das Sonnenlicht. Bereits Dr. Budwig war davon überzeugt, dass dieses gespeicherte Sonnenlicht eminent wichtig für unsere Gesundheit ist. Ihre theoretischen Überlegungen wurden durch den Biophysiker Prof. Dr. Popp zwei Jahrzehnte später bestätigt. Popp konnte nachweisen, dass die so genannten Biophotonen den gesamten Zellstoffwechsel steuern.

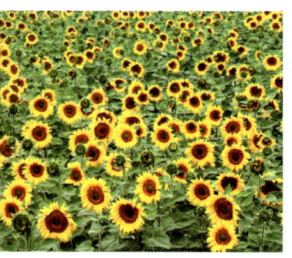

„Wende dein Gesicht der Sonne zu, dann fallen die Schatten hinter dich".
Sprichwort aus Afrika

Ohne gespeichertes Sonnenlicht in der Nahrung keine Gesundheit! Da die lebensnotwendigen Biophotonen durch Hitze zerstört werden, ist auch hier leicht einzusehen, warum hitzegeschädigtes Öl unseren Körper auf Dauer krank macht.

Eine einzige Sonnenblume hat bis zu 2.000 Samenkerne. Ursprünglich kommt die Sonnenblume aus Nordamerika. Dort wurde sie schon vor über 3.000 Jahren zur Ölgewinnung genutzt. Die Indianer Mexikos nannten die Sonnenblume eine „gesegnete Pflanze". Sonnenblumenöl ist aufgrund seines nussartigen Geschmacks weltweit sehr beliebt.

Nochmals zur Erinnerung: Ein Öl sollte immer nach dem Samen schmecken, aus welchem es gepresst wurde. Wenn Ihr Sonnenblumenöl zu Hause farb- und geschmacksneutral ist, dann gehört es in die Mülltonne!

Hochwertiges Sonnenblumenöl eignet sich hervorragend für das so genannte „Ölziehen". Ein knapper Esslöffel Öl wird für die Dauer von ca. 15 Minuten im Mund gesaugt, gespült und immer wieder durch die Zähne gezogen.

Auf keinen Fall herunterschlucken, denn das Öl enthält nach dem Ölziehen viele Giftstoffe. Man hört und liest sehr viel Positives über das Ölziehen. Probieren Sie es einfach mal aus!

Sonnenblumenöl hat 120 Mal mehr Omega-6-Fette als Omega-3. Als Mono-Öl für den Dauergebrauch also nicht geeignet. In der Ölmischung von Dr. Erasmus ist es ein wichtiger Bestandteil, um einen Ausgleich zum Ω-3-reichen Leinöl herzustellen.

Sesamöl

Im Orient und in Südasien ist Sesam seit dem Altertum eine sehr geschätzte Ölpflanze. Sie kann bis zu zwei Meter hoch werden. Die Samen benötigen nur etwa 30 Tage bis zur Reife. Sie reifen nicht alle zur gleichen Zeit. Das ist der Grund, warum die Ernte auch heute noch reine Handarbeit geblieben ist. Die Samen sind außerordentlich leicht, etwa 1000 Samen bringen nur 3 Gramm auf die Waage.

Sesamöl ist durch seinen hohen Gehalt an natürlichen Anti-oxidantien besonders haltbar. Wegen seines Gehaltes an mehrfach ungesättigten Fettsäuren sollte das Öl nicht über 100° C erhitzt werden.
Viele Sesamöle sind schon durch die Herstellung hitze-geschädigt, bevor sie ins Verkaufsregal gestellt werden. Dort sollte man sie dann auch besser stehen lassen.

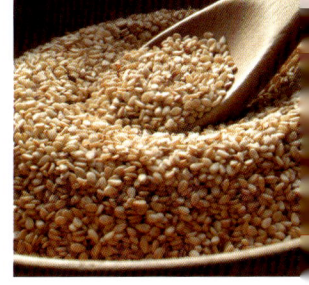

Sesamöl wird gerne in der ayurvedischen Tradition zur Massage verwendet. Dazu wird das Öl mit Kräutern erhitzt. Dabei entstehen auch Trans-Fettsäuren, die über die Haut aufgenommen werden. Gutes Kokosöl ist für Massagen wesentlich besser geeignet.

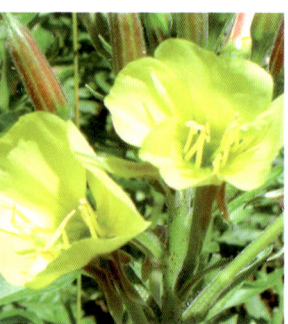

*Nachtkerzenöl
hat viele
Heilwirkungen.*

Nachtkerzenöl

Die Nachtkerze wächst auf sandigen und kiesigen Plätzen in Europa und Nordamerika. Sie kann bis zu 1,5 m hoch werden und blüht nur für 24 Stunden.

Eine Pflanze kann bis zu 200 Samen enthalten, aus denen man das Öl gewinnt. Wir haben es hier mit einer echten Rarität zu tun, denn 10.000 Samen sind notwendig, um 1 Gramm Nachtkerzenöl zu gewinnen.

Der therapeutisch interessante Inhaltsstoff ist die Gamma-Linolensäure (GLA). Diese essentielle Fettsäure ist die Ausgangssubstanz für die so genannten Prostaglandine. Dies ist ein Sammelbegriff für hormonähnliche Substanzen, die bei nahezu allen Stoffwechselfunktionen beteiligt sind. 50 % aller Frauen und eine Vielzahl von Männern leiden zwischen dem 45. und 60. Lebensjahr an klimakterischen Beschwerden. Hier kann GLA in vielen Fällen Linderung verschaffen. Wissenschaftliche Studien haben gezeigt, dass Nachtkerzenöl während der Wechseljahre Linderung verschafft.

Doch die Einnahme von Nachtkerzenöl sollte nicht nur auf die Zeit der Wechseljahre beschränkt werden. Nachtkerzenöl hat sich auch bewährt beim Prämenstruellen Syndrom (PMS), zur Regulierung des Stoffwechsels, bei Bluthochdruck, zur Senkung des Cholesterinspiegels, zur Stärkung des Immunsystems, bei Leberschäden, bei Nervosität und Hyperaktivität, bei entzündlichen Erkrankungen wie Gelenkrheuma und Arthritis, bei Diabetes, Venenleiden, Osteoporose, Allergien, MS und Krebs.

In dem leider nicht mehr erhältlichen Buch „Nachtkerzenöl – ein Wundermittel der Natur" wird auf 120 Seiten über die Heilwirkungen von Nachtkerzenöl berichtet.

Kokosöl

Im Gegensatz zu den bisher beschriebenen Ölen enthält die Kokosnuss überwiegend gesättigte Fettsäuren. Auch diese werden für unsere Gesundheit benötigt. Ohne gesättigte Fettsäuren hätten unsere Zellen zu wenig Stabilität.

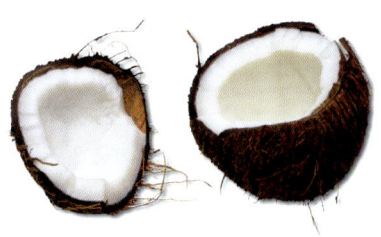

Schon Dr. Budwig wusste um den hohen gesundheitlichen Wert von Kokosöl, das auch Bestandteil ihrer Anti-Krebs-Diät ist.
Über Kokosöl und seine heilenden Wirkungen gibt es inzwischen etliche Bücher. Kokosöl ist ein wirksames, natürliches Lebensmittel gegen Viren, Pilze und Bakterien. Kokosöl eignet sich auch hervorragend zum „Ölziehen".

Kokosöl wirkt gegen Viren, Pilze und Bakterien.

Kokosöl wird primär vom Körper zur Energiegewinnung genutzt. Es hilft daher beim Abnehmen. In der Literatur gibt es Berichte von Menschen, die mit vier Esslöffeln naturbelassenem Kokosöl pro Tag innerhalb einer Woche bis zu einem Pfund an Gewicht verloren haben. Hier zeigt sich abermals: Nicht Fett macht fett, sondern lediglich das falsche Fett, zu viele Kohlenhydrate und Bewegungsmangel!

Keimöle

Keimöle zählen zu dem Wertvollsten, was die Natur an heilenden Lebensmitteln zu bieten hat. Im Keimling einer Pflanze sind alle Vitamine, Mineralstoffe, Spurenelemente, Fettsäuren, sekundäre Pflanzenstoffe und weiteres mehr auf engstem Raum konzentriert. Der Keim dient dazu, neues Leben wachsen zu lassen. Und was macht die Nahrungsmittel-Industrie? Sie entfernt die Keimlinge beim Getreide, damit das Mehl lange haltbar bleibt.

Das gleiche Problem wie beim Öl.
Nahrungsmittel werden heute für die Haltbarkeit und nicht für die Gesundheit gemacht.

Keimöle zeichnen sich durch ihren hohen Gehalt an Vitamin E aus. So sind in 100 g Keimöl ca. 150 Milligramm Vitamin E enthalten, welches auch als Tocopherol bezeichnet wird. Wörtlich bedeutet das soviel wie „Träger des nachkommenden Lebens" (Tocos = Nachkomme; pherin = tragen). Vitamin E wird als Fruchtbarkeitsvitamin bezeichnet, denn es ist mitverantwortlich für die normale Funktion der Keimdrüsen und den normalen Schwangerschaftsverlauf.
In letzter Zeit wird es auch immer häufiger als „Anti-Aging-Vitamin" bezeichnet, denn es ist ein wirkungsvoller Neutralisator von freien Radikalen.

Keimöle sind reich an Vitamin E, einem wichtigen Anti-Aging-Vitamin.

Weitere Aufgaben von Vitamin E:

- Stabilisierung der Zellmembranen
- Förderung des Eiweißstoffwechsels
- Unterstützung des Nervensystems
- Hemmung der Blutplättchen-Verklumpung
- Stärkung der Immunabwehr
- Antientzündliche Wirkung

Gehirn-Schutz durch Vitamin E aus Keimölen

Vitamin E ist in der Lage, die fetthaltigen Zellmembranen im Gehirn vor Oxidation zu schützen. Die Forschung stellt fest, dass Gehirne von Alzheimer-Patienten massiv durch freie Radikale geschädigt sind.

An dieser Stelle sieben goldene Tipps zur Alzheimerprävention:

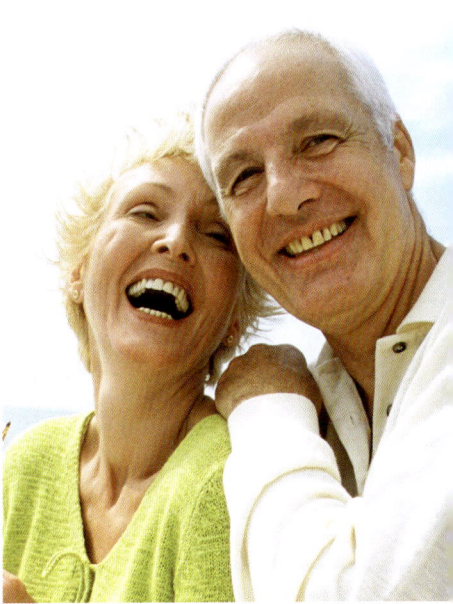

Sieben goldene Tipps gegen Alzheimer.

- Schwermetalle, vor allem Quecksilber aus Amalgamfüllungen fachgerecht ausleiten

- keine Handys oder Schnurlostelefone benutzen

- geistig und körperlich aktiv bleiben

- Den Verzehr von Fleisch und Wurst stark einschränken

- Mindestens 6 – 8 Stunden in der Nacht schlafen

- ausreichende Zufuhr von Antioxidantien aus Lebensmitteln oder Nahrungsergänzungsmitteln wie OPC

- täglich natürliches Vitamin E aus Keimölen, rotem Palmenkernöl und Nüssen

Autopsien haben ergeben, dass ein Mangel an Vitamin E zur Degeneration der Nervenzellen im Gehirn führt. Doch Vitamin E schützt nicht nur unser Gehirn vor oxidativen Prozessen. Vitamin E verlängert auch durch seine antioxidativen Eigenschaften die Haltbarkeit von Öl.

Aus diesem Grund ist die Ölmischung von Dr. Erasmus auch mein Favorit unter den Ölen. Es enthält Reiskleie- und Reiskeimöl sowie Haferkleie- und Haferkeimöl. Um meine Vitamin-E-Bilanz brauche ich mir keine Sorgen mehr zu machen.

Für die warme Küche verwende ich Kokosöl (superlecker) und rotes Palmenkernöl (supergesund) mit seinen vielen natürlichen Antioxidantien wie Vitamin E, Carotinoide und Co-Enzym Q10.

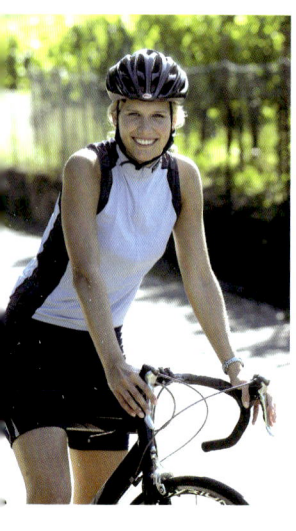

... damit alles wie geschmiert läuft – Öl in der Sportlerernährung

Untersuchungen mit Sportlern haben gezeigt, dass die essentiellen Fettsäuren (Ω-3 und Ω-6) verschiedene bio-chemische und physiologische Reaktionen im Körper verbessern und die Leistungsfähigkeit von Athleten erhöhen können.

Sind Ω-3 und Ω-6-Fettsäuren ausreichend und in einem ausgewogenen Verhältnis in der Sportlerernährung vorhanden, verbessern sich:

- Ausdauer und Widerstandsfähigkeit

- die Sauerstoffaufnahme und -nutzung im Körper

- die Proteinsynthese (Muskelaufbau)

- die Fettverbrennung

- die Gelenkschmerzen, aufgrund des entzündungshemmenden Effektes der Omega-3-Fette

- die Reflexe und die Konzentration

Zusätzlich reduzieren sich Entzündungen – damit verkürzen sich die Erholungszeiten nach hartem Training und nach Wettbewerben.

Viele Sportler berichten über eine deutliche Leistungssteigerung nach der Einnahme von „Ω-3-Plus".

Öle in der Sportlerernährung

Im Rahmen einer Fitness-Studie mit 61 aktiven Sportlern aller Altersklassen berichteten 75 % der Teilnehmer über eine Verbesserung ihrer athletischen Leistungsfähigkeit, nachdem sie für ca. 8 Wochen die Ölmischung von Dr. Udo Erasmus eingenommen haben.

Die Studie wurde koordiniert durch den Fitness-Experten Oscar U. Cadogan, der etliche europäische Top-Athleten, darunter Gewichtheber, Triathleten, Boxer, Läufer und Biker berät.

Steigerung der sportlichen Leistung durch hochwertige Öle.

Die Studie, die in Dänemark durchgeführt wurde, zeigte im Wesentlichen folgende Resultate:

- Energie und Ausdauer verbessern sich

- das Risiko für Herz-Kreislauf-Erkrankungen verringert sich

- der allgemeine Gesundheitszustand sowie das Wohlbefinden wird gesteigert

Die Sportler nahmen zwischen einem halben und einem Esslöffel pro 25 kg Körpergewicht zu sich.

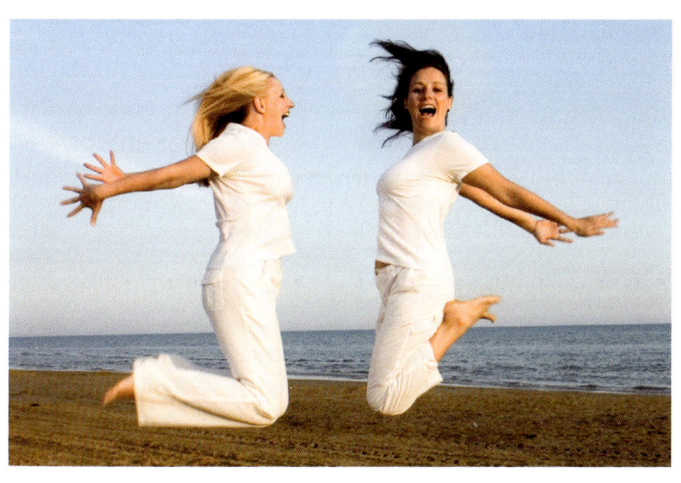

Öle in der Sportlerernährung

Bemerkenswert ist, dass sich die positiven Auswirkungen bereits nach 8 - 15 Wochen zeigen.

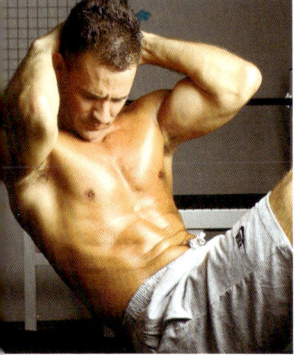

Die Probanden hatten sonst keinerlei Veränderungen in ihrer Lebens- und Ernährungsweise vorgenommen, um die Studienergebnisse nicht zu verfälschen. Sie nahmen weder zusätzliche Vitamine, Mineralstoffe oder Aminosäuren.

Überraschenderweise sank bei 20% der Teilnehmer das Körpergewicht. Auch hier sieht man wieder: Fett macht nicht fett! (wenn man ein qualitativ hochwertiges Fett mit einem hohen Ω-3-Anteil wählt.)

Einer der Body-Builder berichtete: *„Ich habe zwischen 1,5 und 2 kg Muskeln angesetzt, wohingegen mein Körperfett von 9% auf ungefähr 7% in der gleichen Zeit abnahm. Dies geschah innerhalb von zwei Monaten mit der Einnahme des Öls. Mein Gewicht und mein Körperfett sind seitdem stabil."*

Ein anderer Sportler schrieb:
„Ich fühlte mich besser ernährt als ich das Öl einnahm. Es war so, als ob ich es gebraucht hätte. Mein Appetit wurde stabiler. Es war keine Neigung vorhanden mich zu überessen oder zu wenig zu essen. Ich verspürte auch kein Bedürfnis nach ungesundem Essen wie Fleisch oder Süßigkeiten. Ich aß im Gesamten kleinere Mahlzeiten, weil das Öl mich satt machte und mich mit Nährstoffen versorgte."

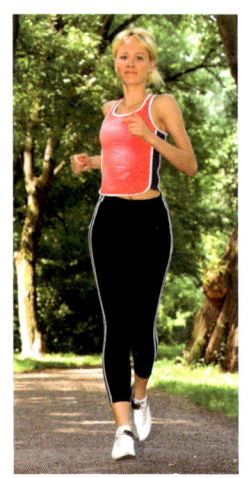

Interessanterweise sank die Leistungsfähigkeit der Sportler wieder, nachdem das „Power-Öl" mehrfach zu Kontrollzwecken für einen Zeitraum von mindestens zwei Wochen abgesetzt wurde. Sobald die optimierte Ölmischung wieder in den täglichen Speiseplan aufgenommen wurde, nahmen Ausdauer und Leistung zu.

Rund 30 % der Teilnehmer berichteten über eine verbesserte Konzentrationsfähigkeit. Eine Eigenschaft, die bei vielen Sportarten von enormem Vorteil ist.

Öle in der Sportlerernährung

32% der Probanden machten die Aussage, dass sie durch das Öl eine verbesserte Schlafqualität erfuhren. Ein 54jähriger berichtete:
„Ich schlafe tiefer und wache nachts nicht mehr so oft auf. Auch fühle ich mich morgens erholter, wenn ich aufwache."

Kürzere Erholungszeit

62 % der Teilnehmer an der dänischen Fitness-Studie berichteten von einer Verkürzung der Erholungszeit nach Übungen und Muskelbelastungen. Dabei spielt sicherlich der entzündungshemmende Effekt der essentiellen Omega-3-Fette eine große Rolle.

Leichte Entzündungen treten nach übermäßiger sportlicher Betätigung in Muskeln, Gelenken und im Bindegewebe auf. Dies liegt nach neueren Erkenntnissen daran, dass durch den größeren Sauerstoffumsatz vermehrt freie Radikale entstehen, welche Zellen schädigen. Moderater Ausdauersport hingegen kann den Entzündungsmarker CRP reduzieren.

Hier eine typische Aussage eines Leistungssportlers, der mit der Ölmischung von Dr. Erasmus seine Regenerationszeit deutlich verkürzen konnte:

„Ich erhole mich auf zweifache Weise: die Zeit zwischen zwei Übungseinheiten und auch innerhalb einer Übungseinheit.

Bevor ich an dem Versuch teilnahm, war ich nach einer Übung todmüde und nach einer Stunde sehr schmerzempfindlich. Jetzt fühle ich mich so, dass ich eine weitere Trainingseinheit bereits nach 20 - 30 Minuten beginnen könnte."

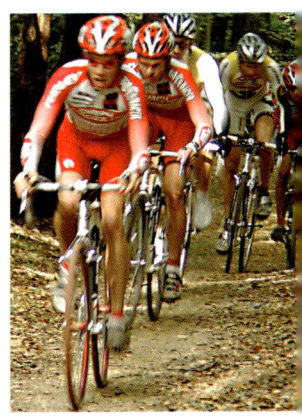

Weniger schmerzende Gelenke

Für viele Sportler sind schmerzende Gelenke ein Haupthindernis für ihre sportliche Leistungsfähigkeit.

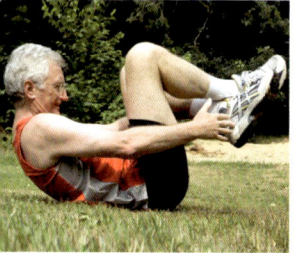

Ein 50jähriger Teilnehmer an der Öl-Studie machte eine besonders erfreuliche Erfahrung. Er hatte 15 Jahre zuvor einen Unfall und musste sich die Schulter und beide Knie operieren lassen. Vor der Studie konnte er maximal zweimal pro Woche trainieren. Mehr ließen die ständigen Entzündungen in den Knien und in der Schulter einfach nicht zu.
Er erlebte einen signifikanten Rückgang der Entzündungen und Schmerzen, nachdem er die Ω-3-Ölmischung vier Wochen lang eingenommen hatte. Nach acht Wochen waren seine Knie und seine Schulter schmerzfrei, sogar wenn er intensiv trainierte. Er erhöhte daher konsequenterweise die Trainingseinheiten auf drei bis viermal pro Woche, ohne dass die Schmerzen wieder zurückkamen.

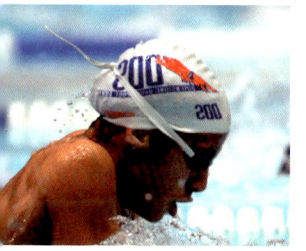

Ähnliche Erfahrungen machte auch ein 23jähriger Triathlet: *„Bevor ich das Öl benutzte, wurde ich durch Knieprobleme behindert. Innerhalb eines Monats nach Start der Einnahme und bis heute habe ich keinerlei Probleme mehr mit den Knien; sogar während und nach dem Marathon, Triathlon, Duathlon und nach einem Langstrecken-Mountainbike-Wettbewerb.“*

Selbstverständlich profitieren nicht nur Sportler von diesem entzündungshemmenden Effekt der Omega-3-Fettsäuren.

In der älteren Generation sind es rund 50% die zeitweise oder ständig über schmerzende Gelenke klagen. Sicherlich haben auch Sie in Ihrer Verwandtschaft oder in der Nachbarschaft ältere Menschen, denen dieses Problem zu schaffen macht. Erzählen Sie ihnen von dem entzündungshemmenden Effekt der Omega-3-Fette.

Öle in der Sportlerernährung

Fettabbau und Muskelaufbau mit gutem Öl?

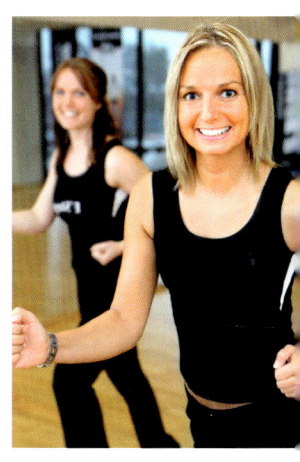

In der dänischen Fitness-Studie stellten 21% der Teilnehmer eine Zunahme ihrer Muskelmasse fest. Natürlich geht das nicht ohne Training. Auch hier zeigte sich klar und deutlich: Fett macht nicht dick; ein gutes hochwertiges Öl kann sogar helfen, den Körperfettanteil zu reduzieren.

Ein Mangel an Omega-3-Fettsäuren führt dazu, dass die Fettverbrennung eingeschränkt wird. Wird dieses Defizit behoben, kann der Körper wieder vermehrt Fett als Energieträger nutzen.

Durch eine höhere Zufuhr von Ω-3 bildet der Körper auch wieder vermehrt Wachstumshormone, was den Muskelaufbau und die Regenerationsfähigkeit verbessert. Dazu kommt noch, dass Ω-3 die Anbindung der insulinähnlichen Wachstumsfaktoren (IGF-1) an ihre Zellrezeptoren steigert.

All dies führt dazu, dass die Muskeln wieder vermehrt Fett als Kraftstoff verbrennen. In Kanada verwenden viele Body-Builder das Öl.

Auch eine Gruppe von Sportlern, die sich „Strongman" nennen, übersetzt bedeutet das „Starke Männer": Sie werfen Baumstämme durch die Gegend, stemmen Betonklötze oder ziehen LKWs den Berg hoch.

Hier eine typische Aussage von einem Strongman-Sportler: *„Als ich damit anfing das Öl einzunehmen, hatte ich einen Stillstand bei der Entwicklung meiner Muskelmasse erreicht. An diesem Punkt hatte ich bereits 9 Jahre trainiert, aber es sah so aus, als ob ich meine Muskelmasse nicht mehr erhöhen könnte. Nachdem ich anfing das Öl zu benutzen, begann meine Muskelmasse sich weiter zu entwickeln…"*

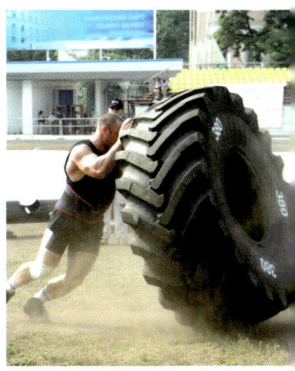

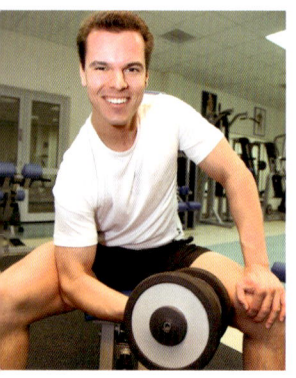

Auch der Profi-Boxer Evans Ashira Oure, genannt „der Afrikanische Krieger", ehemaliger Weltmeister im Mittelgewicht verwendet die Ölmischung von Dr. Erasmus.

Ebenso der dänische Body-Builder-Meister aus dem Jahre 2001 Gunnar Thor Madsen.

Auch Tennis-Profis aus den USA, die in der Weltrangliste oben dabei sind, konnten durch einen Ölwechsel ihre Leistung steigern.

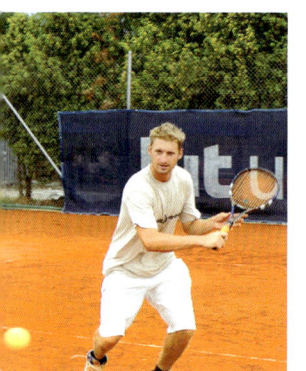

Am meisten profitieren offensichtlich diejenigen, die eine Ausdauersportart betreiben.

Auch wenn Sie, lieber Leser „nur" Hobby-Sportler sind: probieren Sie das Öl mal für einige Monate aus und machen Sie sich Notizen über Ihre Leistungsfähigkeit.
Sie werden angenehm überrascht sein!

Nähere Details zu dieser Fitness-Studie findet man in englischer Sprache unter:
www.udoerasmus.com und www.oilthemachine.com

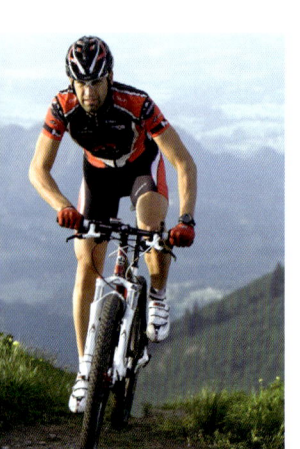

Daniel Gathof gehört zu den erfolgreichsten Profi-Mountain-Biker in Deutschland.
Wie viele andere Sportler auch, verwendet er regelmäßig das Öl von Dr. Erasmus

Wahre Schönheit kommt von innen ...

... dieser oft zitierte Satz hat einen wahren Kern. Mineralstoffe – vor allem Silizium – sind unentbehrlich für schöne Haut, Haare und Nägel. Vitamin C gilt als das „Schönheitsvitamin", da es wichtig für das Bindegewebe ist.
Antioxidantien wie die Vitamine A, C, E, Beta-Karotin und Co-Enzym Q10 schützen vor freien Radikalen und somit vor vorzeitigen Alterserscheinungen.

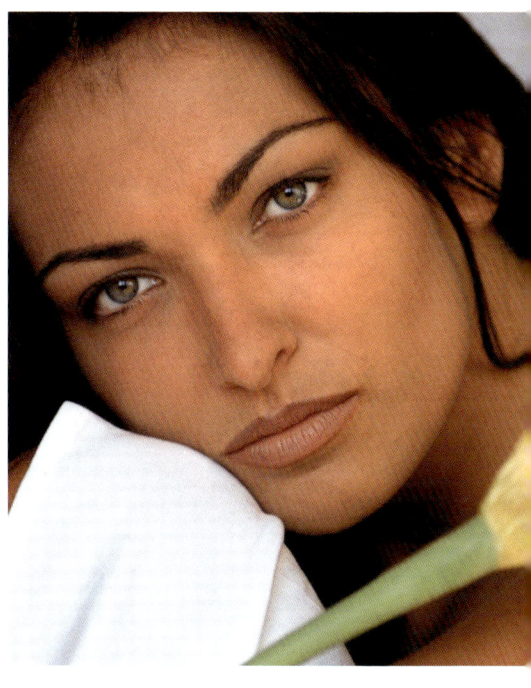

Omega-3-Fettsäuren bilden von innen eine Schutzschicht, so dass die Haut weniger austrocknet und weniger Falten bildet. Trockene, schuppige oder gar entzündete Haut (Neurodermitis) sind ein deutliches Zeichen für Omega-3-Mangel!

Hinzu kommt, dass ein Übermaß an Omega-6 Entzündungsprozesse in der Haut fördert. Auch die toxischen Moleküle, die beim Erhitzen von Fetten entstehen, fördern Hautschäden. Bedenken Sie: Nur ein Esslöffel eines handelsüblichen Öls kann mehr als eine Million giftiger Moleküle enthalten.

Die Haut ist unser größtes Entgiftungsorgan. Was die Leber nicht entgiften und Darm und Niere nicht ausscheiden können, wird über die Haut ausgeschieden!

Viele Jugendliche leiden unter Akne. Wenn die Hautporen verstopft sind, können Bakterien eindringen und sich ungehindert vermehren. Das Immunsystem bekämpft diese und

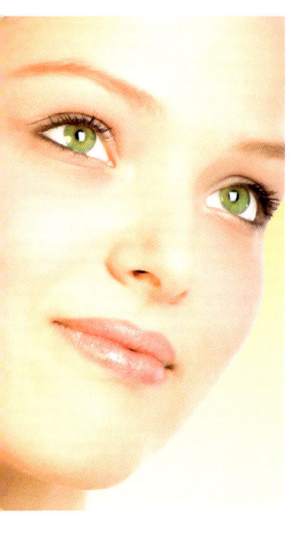

dadurch entstehen dann die unansehnlichen Pusteln. Doch was verstopft die Hautporen? Die schlechten Fette aus der Fastfood Ernährung und das Übermaß an Kohlenhydraten, die dazu neigen, gesättigte Fette zu bilden. Omega-3-Fette halten die Proteine in der Haut weich und geschmeidig. Dadurch wird vermehrt Wasser eingelagert und die Versorgung der Hautzellen mit Vitalstoffen wird verbessert. Bessere Versorgung bedeutet auch gleichzeitig bessere Entsorgung. Zellstoffwechselrückstände und Gifte können so besser an die Hautoberfläche gelangen, wo sie mit Wasser und Seife entfernt werden. Man wundert sich, wenn man mal durch eine Kosmetik-Abteilung eines Kaufhauses schlendert. Da werden winzig kleine Tiegel mit „Feuchtigkeitscreme" für bis zu 200 - 300 € verkauft. Mit einem guten, hochwertigen, Ω-3-reichen Öl in der Küche hätte man für weitaus weniger Geld einen besseren Effekt.

Interessanterweise ist bei der dänischen Fitness-Studie 23% der Teilnehmer aufgefallen, dass sich deren Hautbild verbessert hat. „Meine Gesichtshaut ist viel weicher. Es fühlt sich an, als ob Feuchtigkeitscreme von der Innenseite der Haut aufgetragen wurde", berichtet eine Teilnehmerin mit 44 Jahren.

Auch folgende Aussage ist typisch für die Anwender der Ölmischung: „Meine Gesichtshaut ist nicht mehr so trocken, so dass ich mit sehr wenig Gesichtscreme oder sogar ohne auskomme."

Beeindruckend ist auch das Ergebnis einer Verbraucher-Studie aus dem Jahr 2004, die in Kanada durchgeführt wurde. Dort machten 78 % der über 500 Teilnehmer die Aussage, dass sich ihr Hautzustand verbesserte, nachdem sie regelmäßig die optimierte Ölmischung von Dr. Erasmus zu sich genommen hatten.

Ölwechsel in der Küche

Woran Sie ein gutes Öl erkennen

1. Der Hersteller versichert, dass das Öl zu keinem Zeitpunkt einer Temperatur über 40° C ausgesetzt war. Die Ölausbeute ist dadurch wesentlich geringer, daher muss ein hochwertiges Öl höher im Preis sein als ein "normales Öl".

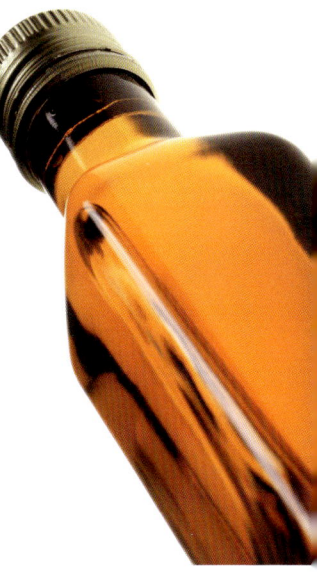

2. **Das Öl steht im Kühlregal**, da die wertvollen mehrfach ungesättigten Fettsäuren bei Zimmertemperatur ranzig und somit gesundheitsschädlich werden. Ein gewissenhafter Händler wird ein gutes Öl bei der Lagerung permanent kühlen. Auch dies macht sich im Preis bemerkbar.

3. Die Ölsaaten sollten aus biologischem Anbau stammen oder rückstandkontrolliert sein. Bei Öl ist dies besonders wichtig, denn Pestizide und viele andere Schadstoffe aus der konventionellen Landwirtschaft sind fettlöslich!

4. Die Flaschen sollten lichtgeschützt sein. Licht zerstört wertvolle Inhaltsstoffe des hochwertigen Öls. Bei Supermärkten ist dies nicht so tragisch (es ist ja nichts mehr da, was zerstört werden könnte), wohl aber bei Bio-Ölen. Selbst Braun- und Grünglasflaschen lassen immer noch einen Teil des Lichtes durch. Wenn das Öl zu Hause im Kühlschrank steht ist das o. k., denn darin ist es ja dunkel. Im Laden sollte das Öl jedoch zusätzlich in einem Pappkarton vor Licht geschützt werden.
Wie bereits mehrfach erwähnt, schadet Sauerstoff den empfindlichen mehrfach ungesättigten Fettsäuren. Ein gewissenhafter Hersteller wird daher sein Öl nach einem speziellen Verfahren unter Ausschluss von Sauerstoff pressen und abfüllen. Dies wirkt sich auf den Herstellungspreis aus.

Ölwechsel in der Küche

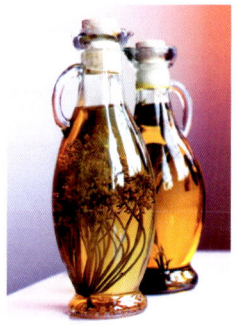

Haben Sie sich nie die Frage gestellt, warum Sie in den Motor ihres Autos ein Öl für über 20,- € kippen? Und in Ihrer Küche verwenden Sie vielleicht ein Öl, das zwischen 1,50 und 3,00 Euro liegt? Was ist mehr wert? Sie oder Ihr Auto?... Es wird höchste Zeit für einen Ölwechsel für Ihren Körper!!!

5. Gutes Öl ist nicht durch einen Hochleistungsfilter gepresst worden und nicht chemisch gebleicht. Daher ist es eher trüb und enthält oft einen Bodensatz. (Vor Gebrauch vorsichtig schütteln)

6. Gutes Öl wird irgendwann ranzig. Bei reinem Leinöl mit seinen vielen Omega-3-Fettsäuren passiert dies schon nach wenigen Monaten. Die Ölmischung von Udo Erasmus enthält natürliches Vitamin E (Tocopherole) als Oxidationsschutz. Dadurch ist das Öl bei kühler Lagerung ca. 8 Monate haltbar. Dies ist begrüßenswert, denn ein ranziges Öl ist nicht nur im Nachgeschmack sehr bitter, sondern regelrecht gesundheitsschädlich. Ranziges Öl fördert die Bildung von freien Radikalen. Natürliches Vitamin E als Oxidationsschutz ist essentiell für unseren Körper.

7. Die Öle sollten so kombiniert werden, dass Omega-3-, Omega-6- und Omega-9-Fettsäuren in einem optimalen Verhältnis zueinander stehen.

   Viele Forscher sind der Ansicht, dass der Ω-6-Anteil doppelt so hoch wie der von Ω-3 sein sollte.

   Der Ernährungsexperte Dr. Udo Erasmus hat in seiner Ölmischung ein umgekehrtes Verhältnis gewählt, da wir durch die üblichen Öle und das häufige Essen außer Haus sowieso schon ein Übermaß an Ω-6 zu uns nehmen.

Hier einige Ideen für die Verwendung der Ölmischung in Ihrer Küche:

- Als Salatöl

- Nach dem Kochen über Gerichte oder in Suppen geben

- Als Bestandteil von Mixgetränken (Shakes)

- Einfach in Gemüse- oder Obstsäfte einrühren (Braunhirse verhindert, dass sich das Öl oben absetzt)

- Als Basis für die Öl-Eiweiß-Kost nach Dr. Budwig

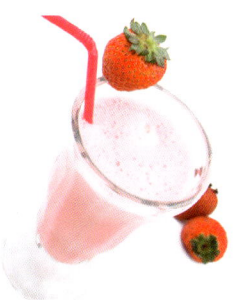 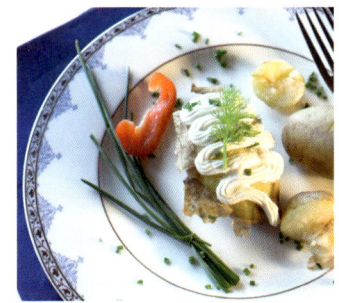

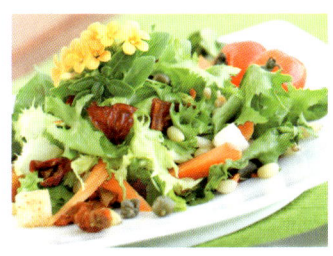

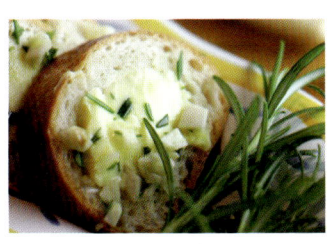 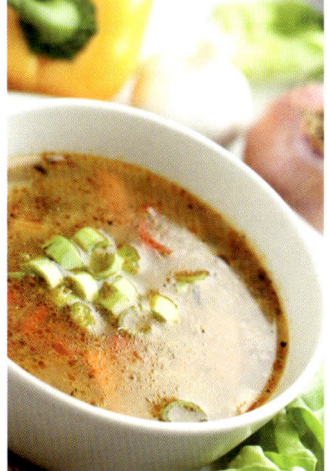

Interview mit Dr. Udo Erasmus

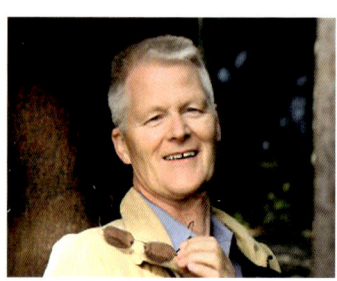

Dr. Erasmus, seit über 25 Jahren klären Sie Menschen über den Unterschied von guten und schlechten Fetten auf. Was hat sich in dieser Zeit verändert?

Sehr viel und doch zu wenig! Der Begriff Transfettsäuren ist heutzutage kein Fremdwort mehr. In Kanada und USA muss der Gehalt an Transfetten auf der Verpackung von Nahrungsmitteln angegeben werden. In Europa besteht noch Nachholbedarf.

Am weitesten ist Kalifornien. Dort hat der Gouverneur Arnold Schwarzenegger Transfette verboten.

Die Bedeutung von Omega-3-Fetten für die Gesundheit ist heute recht bekannt. Allerdings gibt es auf dem Markt einige Produkte, wo ich nicht weiß, ob ich weinen oder lachen soll.

Zum Beispiel?

Omega-3-Brot und Omega-3-Margarine! Das sind erhitzte Nahrungsmittel und dort hat Omega-3 nichts zu suchen.

Wie denken Sie über Rapsöl? Das wird in Deutschland oft als Omega-3-Lieferant empfohlen.

Ich bin davon überzeugt, dass es deswegen so häufig empfohlen wird, weil es so viel Raps gibt. Man hat in Europa riesige Rapsfelder für die Gewinnung von Bio-Diesel angelegt.

Nachdem der „Bio-Sprit" jetzt nicht mehr so nachgefragt wird, empfiehlt man Rapsöl jetzt für Salate und zum Braten. In meinen Augen ist das eine sehr schlechte Idee, denn Rapsöl enthält ca. 10 Prozent Omega-3-Fette. Die sollte man gar nicht erhitzen.

Bis in die 70er Jahre des letzten Jahrhunderts war Raps für Mensch und Tier ungenießbar. Rapsöl enthielt früher Erucasäure, die in größeren Mengen genossen, schädlich ist. Viele Wildtiere sind daran gestorben. Erst nachdem man die Säure durch Züchtungen stark dezimiert hat, war Raps überhaupt genießbar.

Leinöl ist mit einem Omega-3-Gehalt von über 50 Prozent der beste Lieferant für essentielle Omega-3-Fette.

Sie haben ja ziemlich lange nur Leinöl verwendet. Warum sind Sie wieder davon weggekommen?

Meine Haut wurde zu dünn. Wir brauchen ein ausgewogenes Verhältnis der beiden essentiellen Fette Omega-3 und Omega-6. Das ist eine wichtige Voraussetzung für die Gesundheit.

Ihre Ölmischung 'Udo's Choice-Ultimate Oil-Blend' (in Deutschland Ω-3-Plus genannt) wurde in Ihrer Wahlheimat Kanada mehrfach als 'Beste Quelle für Omega-3-Fette' ausgezeichnet. Woran liegt das? Was macht Ihren Erfolg aus?

Ich mache eben Öle für die Gesundheit und nicht für die lange Haltbarkeit. Von der sorgsamen Auswahl der Ölsaaten über die schonende Verarbeitung ohne Licht und Sauerstoff bis zur sorgsamen Kühlung und Lagerung stimmt einfach alles. Auf lange Sicht profitieren die Anwender durch ein besseres Wohlbefinden, stabile Gesundheit, mehr Vitalität und Leistungskraft.

Stichwort Leistungskraft: Unter Sportlern gewinnt das Öl an Popularität. Warum ist Ihr Öl für Sportler empfehlenswert?

Sportler haben oft ein Problem mit Entzündungen, vor allem in den Gelenken.

Omega-3-Fette wirken entzündungshemmend, im Gegensatz zu den Omega-6-Fetten, die entzündungsfördernd wirken. Gutes Fett ist auch ein wichtiger Energielieferant. Vor allem Ausdauer- und Kraftsportler profitieren hiervon. Etliche haben sogar überflüssiges Körperfett verloren, nachdem sie täglich mein Öl verwendeten.

Wie kann man das erklären?

Der ganze Stoffwechsel wird durch gutes Öl optimiert. Jede einzelne Zelle braucht gutes Öl. Omega-3-Fette können die Gene für die Körperfettproduktion ausschalten und im Gegenzug die Gene für die Fettverbrennung aktivieren.
Wichtig ist allerdings für Nicht-Sportler die Reduzierung der Kohlenhydrate.
Kraftsportler haben mir oft von mehr Muskel- und weniger Fettmasse berichtet, nachdem sie mein Öl verwendet haben.
Etliche Sportler schlafen auch besser, was sich ebenfalls positiv auf die Leistungsfähigkeit auswirkt. Die ganze Regeneration wird durch das Öl optimiert.

Ihr Öl gibt es auch in Kapseln. Ist das eine Alternative für Leute, die pures Öl nicht mögen?

Nicht wirklich! Man braucht ca. 14 Kapseln, um auf einen Esslöffel Öl zu kommen. Die Kapseln sind hauptsächlich für Menschen gedacht, die beruflich viel unterwegs sind.
Man muss mein Öl auch nicht pur nehmen. Es gibt in der kalten Küche hunderte von Verwendungsmöglichkeiten. In Salaten kann man es auch mit Olivenöl mischen.

Weil Olivenöl so gesund ist?

Nein, weil die meisten den Geschmack mögen. Olivenöl wird in seiner gesundheitlichen Wirkung völlig über-

schätzt. Es enthält überwiegend die Ölsäure. Eine Omega-9-Fettsäure, die nicht essentiell ist. Das heißt, wir müssen die gar nicht essen. Unser Körper kann sie selbst herstellen. Das Gesunde am Olivenöl sind die sekundären Pflanzenstoffe wie z. B. Phenole, die antioxidativ und entzündungshemmend wirken.

Wie wirkt sich Ihr Öl auf den Cholesterinspiegel aus?

Cholesterin wird oft zu Unrecht verteufelt. Es ist ein lebensnotwendiger Stoff, der zur Herstellung von Hormonen gebraucht wird. Bücher wie „Die Cholesterin-Lüge" decken auf, dass massive Interessen der Pharma-Industrie hinter der Cholesterin-Hysterie stecken. Ist der Cholesterinspiegel wirklich mal zu hoch, lässt dieser sich durch eine überwiegend pflanzliche Ernährung mit einem hohen Ballaststoffanteil senken. Wenn ältere Menschen mein Öl nehmen, kann kurzfristig der Cholesterinwert steigen. Das liegt daran, dass sich Cholesterin von den Arterienwänden und von anderen Stellen im Körper löst. Das passiert in den ersten 3 - 4 Wochen. Hier ist es besonders wichtig, vermehrt Ballaststoffe zu essen. Gemüse, Weizenkleie, Kokosflocken und Erdmandelflocken sind hierfür hervorragend geeignet. Ballaststoffe binden überschüssiges Cholesterin und andere schädliche Stoffe und scheiden diese über den Darm aus.

In den vergangenen Jahren haben Sie auch viel über das Thema Darmgesundheit geforscht. Warum?

Die beste Ernährung ist unnütz, wenn der Darm nicht in Ordnung ist. Schon die Ärzte im alten Indien wussten: Es ist zwar wichtig was wir essen, aber noch wichtiger ist, was wir verdauen.

Mehr und mehr Menschen klagen in der heutigen Zeit über Verdauungsprobleme.

Blähungen, Durchfälle, Verstopfungen, Entzündungen, Polypen, Divertikel und Darmkrebs breiten sich wie Seuchen aus. Ein kranker Darm zieht den ganzen Körper in Mitleidenschaft. Die Leber wird belastet, das Immunsystem wird geschwächt oder es reagiert im Falle von Allergien zu stark, die Haare fallen aus, die Knochen und Zähne bekommen nicht genügend Mineralien... Kurz: der Darm steht im Mittelpunkt unserer Gesundheit. Die Besiedelung unseres Darmes mit Keimen wird Darmflora genannt. Unter den rund 400 - 500 verschiedenen Keimen gibt es einige „Alpha-Tiere", die besonders wichtig sind. In erster Linie sind dies Lacto- und Bifidobakterien.
Die sorgen für ein gutes Milieu im Darm, so dass eine Barriere für krankmachende Keime aufgebaut wird.

Also sollten wir vermehrt Joghurt essen und in den Supermärkten probiotische Drinks kaufen?

(lacht) Joghurt und Drinks reichen bei weitem nicht aus, um eine geschädigte Darmflora zu sanieren. Es kommen viel zu wenig aktive, lebende Keime im Darm an. Zudem ist in Joghurt oder den stark gezuckerten Drinks nur ein einziger Keim vorhanden. Für die Gesundheit sind jedoch ca. 8 - 10 Stämme von wesentlicher Bedeutung.

Was ist die Lösung? Wie ich Sie kenne, haben Sie bestimmt eine gefunden!

Richtig! Zusammen mit der Firma Flora habe ich probiotische Mittel entwickelt, die alle nötigen Voraussetzungen mitbringen, um die Gesundheit zu optimieren.

Von welchen Voraussetzungen sprechen Sie?

Alle verwendeten Stämme wurden wissenschaftlich auf ihre Wirksamkeit geprüft. Die Stämme sind auch besonders resistent gegen Magen- und Gallensäure, so dass die guten Keime auch wirklich im Darm unbeschadet ankommen. Wir füllen die Keime in eine Kapsel aus Cellulose, so dass diese auch für Vegetarier geeignet ist.

Entscheidend ist auch eine hohe Dosierung. Viele probiotische Mittel verdienen den Namen schon nicht, weil sie viel zu niedrig dosiert sind. In unserem Favorit **„Super 8"**, das Therapeuten bei Befall mit Candida und bei mittelschweren Verdauungsproblemen empfehlen, sind 31 Milliarden aktive, gute Keime pro Kapsel enthalten.
Bei Entzündungen im Darm empfehlen Ärzte und Heilpraktiker **„Super 10"**. Dort sind, wie der Name schon sagt, zehn wichtige Stämme enthalten. Man kommt auf 61 Milliarden probiotische Bakterien pro Kapsel. Da haben krankmachende Keime im Darm kaum noch eine Chance.

Sie haben auch unterschiedliche Mischungen für jede Altersgruppe entwickelt. Warum?

Ganz einfach! Weil ein kleines Kind eine andere Darmflora benötigt, als ein älterer Mensch.

Aber brauchen Kinder denn schon Probiotika?

Gerade Kinder, denn hier ist es besonders wichtig, dass das Immunsystem gut funktioniert. 70 - 80 Prozent unserer Abwehr sind von einer guten Darmflora abhängig. Hinzu kommt, dass Kinder relativ häufig Antibiotika verschrieben bekommen. Da ist hinterher die Darmflora stark geschädigt. Kinder essen auch gerne Süßigkeiten, was die Darmflora ebenfalls beeinträchtigt.
Bei den älteren Menschen ist es eher der zu hohe Anteil an tierischen Lebensmitteln, der der Darmflora zu schaffen macht. Fleisch, Wurst, Käse etc. fördern das Wachstum von Fäulnisbakterien im Darm.

Was sind die Hauptargumente für Erwachsene, die für eine Darmsanierung sprechen?

Neben der schlechten Ernährung: Rauchen, Alkohol, Stress, Konservierungsmittel, Antibiotika - auch die im Fleisch und Fisch. Auch andere Medikamente - vor allem Cortison und Chemotherapien belasten die Darmflora.

Bei welchen Erkrankungen ist der Aufbau einer gesunden Darmflora mit Ihren Probiotika zu empfehlen?

Natürlich bei allen möglichen Verdauungsproblemen: Durchfall, Verstopfung, Blähungen, Entzündungen im Darm und Darmkrebs.
Auch bei allen Arten von Allergien, Asthma und Nahrungs-mittelunverträglichkeiten können die Probiotika helfen.
Weitere Indikationen sind unter anderem: Chronische Müdigkeit, Rheuma, Arthritis, Immunschwäche, Schlaf-störungen, Fibromyalgie und Autoimmunerkrankungen.

Tipp:

Ein Interview mit Dr. Udo Erasmus können Sie
in deutscher Sprache kostenlos im Internet anschauen.
www.alpenparlament.tv
Rubrik: Gesundheit
Titel: Die fette Wahrheit

Es soll durch dieses Buch keinesfalls der Eindruck erweckt werden, dass alleine der Faktor Öl die Gesundheit bestimmt.

Vollwertige Ernährung, Bewegung, seelisches Gleichgewicht, tiefer Schlaf und weitere Faktoren haben ebenfalls einen Einfluss auf unser Wohlbefinden. Zu diesen Themen gibt es auf dem Büchermarkt auch schon eine Fülle an Literatur.

Was jedoch in den gängigen Gesundheitsbüchern in der Regel fehlt, ist der Hinweis auf die Qualität und die Zusammensetzung von Ölen zu achten.

Ich hoffe, dass ich durch dieses Buch diese Lücke schließen konnte. Ihr Körper benötigt ein gutes Öl dringender als Ihr Auto. Wenn Sie den Geschmack naturbelassener Öle einmal schätzen gelernt haben, werden Sie sich allen Ernstes fragen, wie Sie über viele Jahre ein farbloses, geschmackloses und wertloses Öl verwenden konnten.

Für eine gesunde Ernährungsweise ist es nie zu spät. Ich habe Menschen kennen gelernt, die mit über 60 ihre Ernährung optimierten und davon profitierten.

In diesem Sinne wünsche ich Ihnen viel Erfolg bei Ihrem persönlichen Ölwechsel und natürlich beste Gesundheit!

Ihr Reiner Schmid

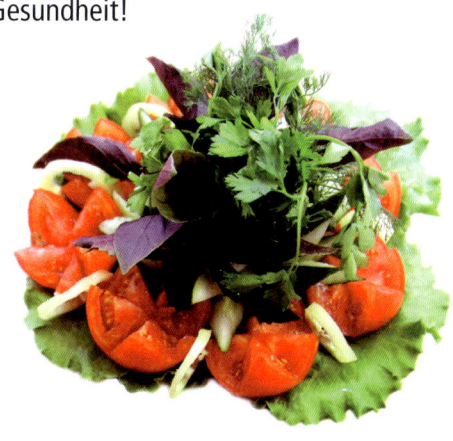

Zutaten
für 2 Personen:
100 g Bio-Mager-
quark
3 Eßl. Leinöl oder
Ω-3-Plus
3 Eßl. Bio-Milch
2 Eßl. geschroteter
Leinsamen
1 Teel. Honig
Früchte der Saison

Budwig-Frühstück

Quark, Öl, Milch und Honig mit einem Schneebesen verrühren. Den geschroteten Leinsamen und Früchte dazugeben. Mit Früchten der Saison garnieren.

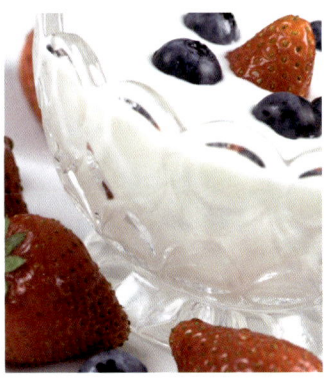 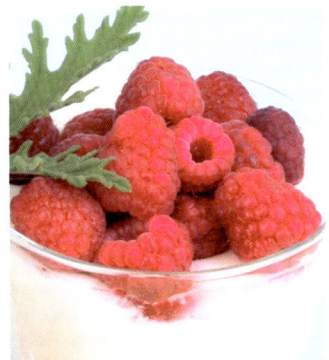

Budwig-Mayonnaise

100 g Bio-Magerquark mit Leinöl oder Ω-3-Plus und 3 Eßl. Milch verrühren.
Abschmecken mit Kräutersalz und frischen Kräutern.
Variationen: Verschiedene Gewürze, Senf, Soja-Sauce ...

Dazu Pellkartoffeln oder Vollkornbrot

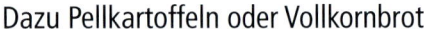

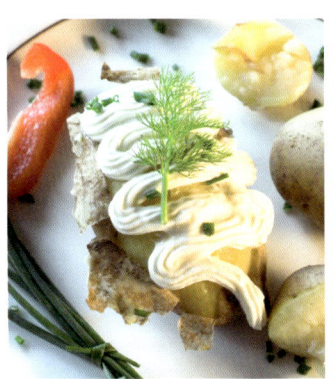 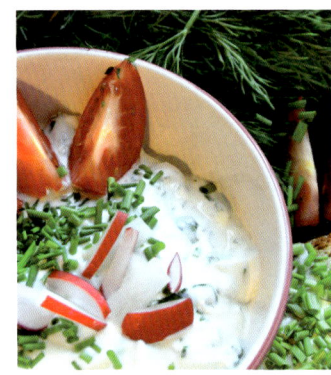

Buntes Gemüse auf Süßkartoffelpüree

Das Kokosöl in einer Pfanne erhitzen. Zwiebel und Gemüse dazu geben. Parallel dazu die Süßkartoffel schälen, in Scheiben schneiden und in einem Topf ca. 10 Minuten weich kochen.

Die Süßkartoffeln etwas abkühlen lassen und mit einem Kartoffelstampfer pürieren.

Das Püree mit Salz, Pfeffer, und Curry würzen. Omega-3-Plus unterrühren.

Das Gemüse ebenfalls würzen. Beides auf vier Tellern anrichten und mit den frischen Kräutern garnieren.

Zutaten
für 4 Personen:
400 g Gemüse der Saison
1 große Süßkartoffel
1 EL Bio-Kokosöl
2 EL Omega-3-Plus
1 Zwiebel, gehackt

Zum Würzen:
Steinsalz
gemahlenen Pfeffer
Curry

Zum Garnieren:
3 EL frisch gehackte
Kräuter der Saison

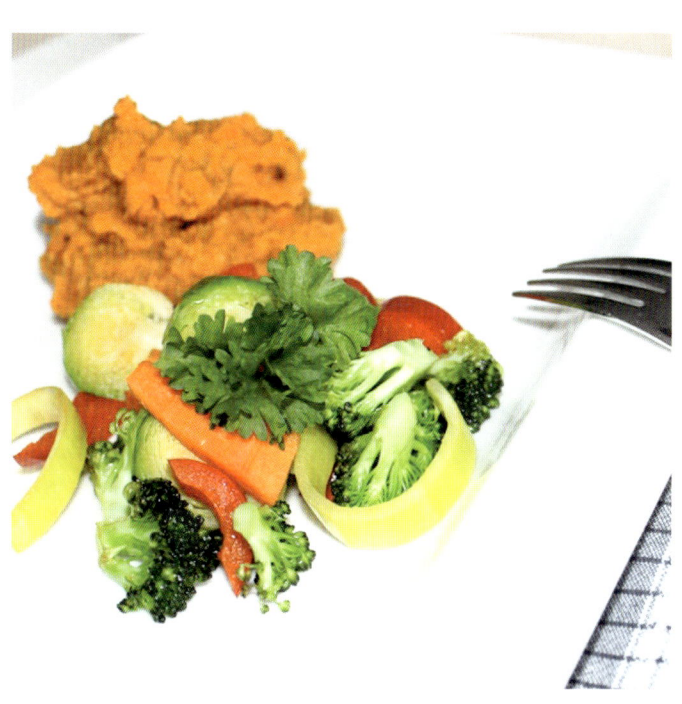

Linsen-Avocado-Salat auf Rucola

Zutaten
für 4 Personen:
100 g rote Linsen
2 Avocados
Saft von ½ Zitrone
2 Bund Rucola
2 EL Walnüsse
grob hacken

Für das Dressing:
2 EL Omega-3-Plus
2 EL Kräuteressig
Natursteinsalz
Salatkräuter
Pfeffer
1 Prise Birkenzucker
2 EL heißes Wasser

Linsen wenige Minuten, noch bissfest, kochen, abtropfen lassen, Avocados schälen, halbieren, in kleine Stücke schneiden, mit Zitronensaft beträufeln.

Rucola waschen, abtropfen lassen und klein schneiden. Walnüsse ohne Fett kurz anrösten.

Dressing:
Aus Öl, Essig, Salz, Kräutern, Pfeffer, Zucker und heißem Wasser eine Salatsoße herstellen. Vier Teller mit Rucola belegen, Linsen mit Avocados vorsichtig mischen und darauf verteilen. Die Soße darüber träufeln und mit Nüssen bestreuen.

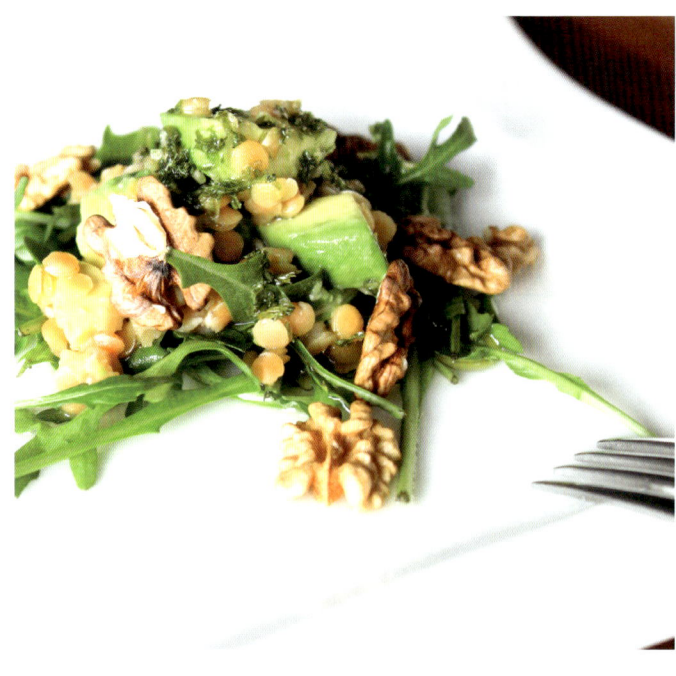

Studien zum Thema Fett

In den letzten 30 Jahren wurden sehr viele Studien über essentielle Fettsäuren durchgeführt. Hier eine Auswahl der veröffentlichten Artikel und Studien:

Belluzzi A, Boschi S, Brignola C, Munarini A, Cariani C, Miglio F. Polyunsaturated fatty acids and inflammatory bowel disease. Am J Clin Nutr. 2000;71(suppl):339S-342S

Bjerve KS, Brubakk AM, Fougner KJ, Johnsen H, Midthjell K, Vik T. Omega-3 fatty acids: essential fatty acids with important biological effects, and serum phospholipid fatty acids as markers of dietary omega-3 fatty acid intake. Am J Clin Nutr. 1993;57(5 suppl):801S-806S.

Boelsma E, Hendriks HF. Roza L. Nutritional skin care: health effects of micronutrients and fatty acids. Am J Clin Nutr. 2001;73(5):853-864.

Davis BC, Kris-Etherton PM Achieving optimal essential fatty acid status in vegetarians: current knowledge and practical implications. Am J Clin Nutr 003;78(suppl):640S6S.

de Deckere EA, Korver O, Verschuren PM, Katan MB. Health aspects of fish and n-3 polyunsaturated fatty acids from plant and marine origin. Eur J Clin Nutr. 1998;52:749753.

Lunn J, Theobald HE. The health effects of dietary unsaturated fatty acids 2006 British Nutrition Foundation Nutrition Bulletin31, 178224 BRIEFING PAPER (47 pp)

Ruxton CHS, Reed SCM, Simpson JA, Millington KJ. The health benefits of omega-3 polyunsaturated fatty acids: a review of the evidence 2004 J Hum Nutr Dietet, 17, pp. 449459

Simopoulos AP. Essential fatty acids in health and chronic disease. Am J Clin Nutr. 1999;70(30 Suppl):560S-569S.

Simopoulos AP. Omega-3 fatty acids in health and disease and in growth and development. Am J Clin Nutr. 1991;54(3):438-463

Simopoulos AP. Evolutionary aspects of diet, the omega-6/omega-3 ratio and genetic variation: nutritional implications for chronic diseases. Biomed Pharmacother 2006;;60(9):502-7.

Williams CM. and Burdge G Long-chain n-3 PUFA: plant v. marine sources Proceedings of the Nutrition Society (2006), 65, 4250

Durrington PN, Bhatnagar D, Mackness MI. An omega-3 polyunsaturated fatty acid concentrate administered for one year decreased triglycerides in simvastatin treated patients with coronary heart disease and persisting hypertriglyceridaemia. Heart 2001;85(5):544-548.

Maresta A, Balduccelli M, Varani E. Prevention of postcoronary angioplasty restenosis by omega-3 fatty acids: main results of the Esapent for Prevention of Restenosis Italian Study (ESPRIT). Am Heart J 2002;143(6):E5.

Horrobin DF, Bennett CN. Depression and bipolar disorder: relationships to impaired fatty acid and phospholipid metabolism and to diabetes, cardiovascular disease, immunological abnormalities, cancer, ageing and osteoporosis. Prostaglandins Leukot Essent Fatty Acids. 1999;60(4):217-234.

Conquer JA, Holub BJ. Supplementation with an algae source of docosahexaenoic acid increases (n-3) fatty acid status and alters selected risk factors for heart disease in vegetarian subjects. J Nutr. 1996;126(12):3032-3039.

Brouwer IA, Zock PL, Camm AJ, Bcker D, Hauer RN, Wever EF, Dullemeijer C, Ronden JE, Katan MB, Lubinski A, Buschler H, Schouten EG; SOFA Study Group Effect of fish oil on ventricular tachyarrhythmia and death in patients with implantable cardioverter defibrillators: the Study on Omega-3 Fatty Acids and Ventricular Arrhythmia (SOFA) randomized trial. JAMA 2006 Jun 14;295(22):2613-9

Mori TA, Bao DQ, Burke V. Docosahexaenoic acid but not eicosapentaenoic acid lowers ambulatory blood pressure and heart rate in humans. Hypertension 1999;34(2):253-260.

Mori TA, Watts GF, Burke V. Differential effects of eicosapentaenoic acid and docosa-hexaenoic acid on vascular reactivity of the forearm microcirculation in hyperlipide-mic, overweight men. Circulation 2000;102(11):1264-1269.

Gerster H. Can adults adequately convert alpha-linolenic acid (18:3n-3) to eicosa-pentaenoic acid (20:5n-3) and docosahexaenoic acid (22:6n-3)? Int J Vitam Nutr Res. 1998;68(3);159-173.

Horrocks LA, Yeo YK. Health benefits of docosahexaenoic acid. Pharmacol Res. 1999;40(3):211-225

Mantzioris E, James MJ, Gibson RA, Cleland LG. Dietary substitution with an alpha-linolenic acid-rich vegetable oil increases eicosapentaenoic acid concentrations in tissues. Am J Clin Nutr. 1994;59(6):1304-1309.

Mozaffarian D, Rimm EB. Fish intake, contaminants, and human health: evaluating the risks and the benefits. JAMA. 2006 Oct 18;296(15): 1885-99. Review.

Nagakura T, Matsuda S, Shichijyo K, Sugimoto H, Hata K. Dietary supplementation with fish oil rich in omega-3 polyunsaturated fatty acids in children with bronchial asthma. Eur Resp J. 2000;16(5): 861-865

Xiang M, Alfven G, Blennow M, Trygg M, Zetterstrom R. Longchain polyunsatura-ted fatty acids in human milk and brain growth during early infancy. Acta Paediatr. 2000;89(2):142-147

Goodfellow J, Bellamy MF, Ramsey MW, Jones CJ, Lewis MJ. Dietary supplementation with marine omega-3 fatty acids improve systemic large artery endothelial function in subjects with hypercholesterolemia. J Am Coll Cardiol. 2000;35(2):265-270

Igarashi M, Ma K, Chang L, Bell, JM, Rapoport SI, DeMar JC. Low liver conversion rate of alpha-linolenic to docosahexaenoic acid in awake rats on a high-docosahexaenoa-te-containing diet. J Lipid Res. 2006 Aug;47(8):1812-22. Epub 2006 May 10.

Iso H, Rexrode KM, Stampfer MJ, Manson JE, Colditz GA, Speizer FE, Hennekens CH, Willett WC. Intake of fish and omega-3 fatty acids and risk of stroke in women. JAMA. 2001;285(3): 304-312

Lopez-Miranda J, Gomez P, Castro P, Marn C, Paz E, Bravo MD, Blanco J, Jimenez-Pereperez J, Fuentes F, Perez-Jimenez F. Mediterranean diet improves low density lipoproteins' susceptibility to oxidative modifications. Med Clin (Barc) [in Spanish]. 2000;115(10):361-365

Meydani M. Omega-3 fatty acids alter soluble markers of endothelial function in coronary heart disease patients. Nutr Rev 2000;58 (2 pt 1):56-59

Kitajka K, Pusks LG, Zvara A, Hackler L, Barcel-Coblijn G, Yeo YK, Farkas T. The role of n-3 polyunsaturated fatty acids in brain: modulation of rat brain gene expression by dietary n-3 fatty acids. Proc Natl Acad Sci U S A. 2002 Mar 5;99(5):2619-24.

Montori V, Farmer A, Wollan PC, Dinneen SF. Fish oil supplementation in type 2 diabetes: a quantitative systematic review. Diabetes Care. 2000;23:1407-1415.

Puri BK, Richardson AJ, Horrobin DF, Easton T, Saeed N, Oatridge A, Hajnal JV, Bydder GM. Eicosapentaenoic acid treatment in schizophrenia associated with symptom remission, normalisation of blood fatty acids, reduced neuronal membrane phospholipid turnover and structural brain changes. Int J Clin Pract. 2000;54(1):57-63.

Simopoulos, AP Evolutionary aspects of diet, the omega-6/omega-3 ratio and genetic variation: nutritionalimplications for chronic diseases. Biomed Pharmacother. 2006 Nov;60(9):502-7. Epub 2006 Aug 28.

Stampfer MJ, Hu FB, Manson JE, Rimm EB, Willett WC. Primary prevention of coronary heart disease in women through diet and lifestyle. N Engl J Med. 2000;343(1):16-22

Tricon S, Burdge GC, Williams CM, Calder PC, Yaqoob P. The effects of conjugated linoleic acid on human health-related outcomes. Proc Nutr Soc. 2005 May;64(2):171-82.

Stark KD, Park EJ, Maines VA, Holub BJ. Effect of fish-oil concentrate on serum lipids in postmenopausal women receiving and not receiving hormone replacement therapy in a placebocontrolled, double blind trial. Am J Clin Nutr. 2000;72:389-394

Uauy R, Hoffman DR. Essential fat requirements of preterm infants. Am J Clin Nutr. 2000;71(1 suppl):245S-250S

Yosefy C, Viskoper JR, Laszt A, Priluk R, Guita E, Varon D, Illan Z, Berry EM, Savion N, Adan Y, Lugassy G, Schneider R, Raz A. The effect of fish oil on hypertension, plasma lipids and hemostasis in hypertesive, obese, dyslipidemic patients with and without diabetes mellitus. Prostaglandins Leukot Essent Fatty Acids. 1999;61(2):83-87

Zambell KL, Keim NL, Van Loan MD, Gale B, Benito P, Kelley DS, Nelson GJ. Conjugated linoleic acid supplementation in humans: effects on body composition and energy expenditure. Lipids. 2000 Jul;35(7):777-82.

Zambon D, Sabat J, Munoz S, Campero B, Casals E, Merlos M, Laguna JC, Ros E. Substituting walnuts for monounsaturated fat improves the serum lipid profile of hypercholesterolemic men and women. Ann Intern Med. 2000; 132:538-546.

Calder PC, Zurier RB. Polyunsaturated fatty acids and rheumatoid arthritis. Curr Opin Clin Nutr Metab Care. 2001;4(2):115-121

Darlington LG, Stone TW. Antioxidants and fatty acids in the amelioration of rheumatoid arthritis and related disorders. Br J Nutr. 2001;85(3):251-269.

Burgess J, Stevens L, Zhang W, Peck L. Long-chain polyunsaturated fatty acids in children with attention-deficit hyperactivity disorder. Am J Clin Nutr.2000; 71(suppl):327S-330S.

Kremer JM. N-3 fatty acid supplements in rheumatoid arthritis. Am J Clin Nutr. 2000;(suppl 1):349S-351S.

Clark WF, Kortas C, Heidenheim AP, Garland J, Spanner E, Parbtani A. Flaxseed in lupus nephritis: a twoyear nonplacebo-controlled crossover study. J Am Coll Nutr. 2001;20(2 Suppl):143-148

Foulon T, Richard MJ, Payen N, et al. Effects of fish oil fatty acids on plasma lipids and lipoproteins and oxidant-antioxidant imbalance in healthy subjects. Scand J Clin Lab Invest. 1999;59(4):239-248.

Billeaud C, Bougle D, Sarda P, et al. Effects of preterm infant formula supplementation with alphalinolenic acid with a linoleate/alpha-linoleate ration of 6. Eur J Clin Nutr. August 1997;51:520527

Birch EE, Garfield S, Hoffman DR, Uauy R, Birch DG. A randomized controlled trial of early dietary supply of long-chain polyunsaturated fatty acids and mental development in term infants. Dev Med Child Neurol. 2000;42(3):174-181

Bruinsma KA, Taren DL. Dieting, essential fatty acid intake, and depression. Nutrition Rev. 2000;58(4):98-108.

Hibbeln JR, Salem N, Jr. Dietary polyunsaturated fatty acids and depression: when cholesterol does not satisfy. Am J Clin Nut. 1995;62(1):1-9.

Laugharne JD, Mellor JE, Peet M. Fatty acids and schizophrenia. Lipids. 1996;31 (Suppl):S-163-165.

Richardson AJ, Puri BK. The potential role of fatty acids in attention-deficit/hyperactivity disorder. Prostaglandins Leukot Essent Fatty Acids. 2000;63(1/2):79-87

Wainwright PE. Do essential fatty acids play a role in brain and behavioral development? Neurosci Biobehav Rev. 1992;16(2):193-205.

Mitchell EA, Aman MG, Turbott SH, Manku M. Clinical characteristics and serum essential fatty acid levels in hyperactive children. Clin Pediatr (Phila). 1987;26:406-411.

Stoll AL, Severus WE, Freeman MP, Rueter S, Zboyan HA, Diamond E, Cress KK, Marangell LB. Omega 3 fatty acids in bipolar disorder: a preliminary double-blind placebo-controlled trial. Arch Gen Psychiatry 1999:56(5):407-412

Edwards R, Peet M, Shay J, Horrobin D. Omega-3 polyunsaturated fatty acid levels in the diet and in red blood cell membranes of depressed patients. J Affect Disord. 1998;48(2-3):149-155.

Aronson WJ, Glaspy JA, Reddy ST, Reese D, Heber D, Bagga D. Modulation of omega-3/omega-6 polyunsaturated ratios with dietary fish oils in men with prostate cancer. Urology. 2001;58(2):283-288

Connolly JM, Gilhooly EM, Rose DP. Effects of reduced dietary linoleic acid intake, alone or combined with an algal source of docosahaenoic acid, on MDA-MD-231 breast cancer cell growth and apoptosis in nude mice. Nutrition Can. 1999;35(1): 44-49

Freeman VL, Meydani M, Yong S, Pyle J, Flanigan RC, Waters WB, Wojcik EM. Prostatic levels of fatty acids and the histopathology of localized prostate cancer. J Urol. 2000;164(6):2168-2172

de Deckere EAM. Possible beneficial effect of fish and fish n-3 polyunsaturated fatty acids in breast and colorectal cancer. Eur J Cancer Prev. 1999;8:213-221

Tsai W-S, Nagawa H, Kaizaki S, Tsuruo T, Muto T. Inhibitory effects of n-3 polyunsaturated fatty acids on sigmoid colon cancer transformants. J Gastroenterol. 1998;33:206-212.

Newcomer LM, King IB, Wicklund KG, Stanford JL. The association of fatty acids with prostate cancer risk. Prostate. 2001;47(4):262-268

Stoll BA. Breast cancer and the Western diet: role of fatty acids and antioxidant vitamins. Eur J Cancer. 1998;34(12):1852-1856.

Angerer P, von Schacky C. n-3 polyunsaturated fatty acids and the cardio-vascular system.Curr Opin Clin Nutr Metab Care. 2000 Nov;3(6):439-45

Andreassen AK, Hartmann A, Offstad J, Geiran O, Kvernebo K, Simonsen S. Hypertension prophylaxis with omega-3 fatty acids in heart transplant recipients. J Am Coll Cardiol. 1997;29(6):1324-1331

Bloedon LT, Szapary PO Flaxseed and cardiovascular risk. 2004 Nutr Rev 62: 18-27

de Lorgeril M, Renaud S, Mamelle N, Salen P, Martin JL, Monjaud I, Guidollet J, Touboul P, Delaye J. Mediterranean alpha-linolenic acid-rich diet in secondary prevention of coronary heart disease. Lancet. 1994;343:14541459.

de Logeril M, Salen P, Martin JL, Monjaud I, Delaye J, Mamelle N. Mediterranean diet, traditional risk factors, and the rate of cardiovascular complications after myocardial infarction: final report of the Lyon Diet Heart Study. Circulation. 1999;99(6):779-785.

Harper CR, Jacobson TA The fats of life: the role of omega-3 fatty acids in the prevention of coronary heart disease. Arch InternMed. 2001;161(18):2185-2192.

Harris WS. N-3 fatty acids and serum lipoproteins: human studies. Am J Clin Nutr. 1997;65(5):1645S (10).

Mori TA. Omega-3 fatty acids and hypertension in humans. Clin Exp Pharmacol Physiol. 2006 Sep;33(9):842-6. Review

Prasad K. Dietary flaxseed in prevention of hypercholesterolemic atherosclerosis. Atherosclerosis. 1997;132(1):6976

Davidson MH, Maki KC, Kalkowski J, Schaefer EJ, Torri SA, Drennan KB. Effects of docosahexaenoic acid on serum lipoproteins in patients with combined hyperlipidemia. A randomized, double-blind, placebo-controlled trial. J Am Coll Nutr. 1997;16:3: 236-243.

Prisco D, Paniccia R, Bandinelli B, Filippini M, Francalanci I, Giusti B, Giurlani L, Gensini GF, Abbate R, Neri Serneri GG. Effect of medium term supplementation with a moderate dose of n-3 polyunsaturated fatty acid on blood pressure in mild hypertensive patients. Thromb Res. 1998;91:105-112.

Hu FB, Stampfer MJ, Manson JE, Rimm EB, Wolk A, Colditz GA, Hennekens CH, Willett WC Dietary intake of alpha-linolenic acid and risk of fatal ischemic heart disease among women. Am J Clin Nutr 1999; 69(5):890-7

Mabile L, Piolot A, Boulet L, Fortin LJ, Doyle N, Rodriguez C, Davignon J, Blache D, Lussier-Cacan S. Moderate intake of omega-3 fatty acids is associated with stable erythrocyte resistance to oxidative stress in hypertriglyceridemic subjects. Am J Clin Nutr. 2001;7494):449-456

von Schacky C, Angere P, Kothny W, Theisen K, Mudra H. The effect of dietary omega-3 fatty acids on coronary atherosclerosis: a randomized, double-blind, placebo-controlled trial. Ann Intern Med. 1999;130:554-562.

Boelsma E, Hendriks HF. Roza L. Nutritional skin care: health effects of micronutrients and fatty acids. Am J Clin Nutr. 2001;73(5):853-864.

Zambn D, Sabate J, Munoz S, et al. Substituting walnuts for monounsaturated fat improves the serum lipid profile of hypercholesterolemic men and women. Ann Intern Med. 2000;132:538-546.

Seddon JM, Rosner B, Sperduto RD, Yannuzzi L, Haller JA, Blair NP, Willett W. Dietary fat and risk for advanced age-related macular degeneration. Arch Opthalmol. 2001;119(8):1191-1199

Mayser P, Mrowietz U, Arenberger P, Bartak P, Buchvald J, Christophers E, Jablonska S, Salmhofer W, Schill WB, Krmer HJ, Schlotzer E, Mayer K, Seeger W, Grimminger F.Omega-3 fatty acid-based lipid infusion in patients with chronic plaque psoriasis: results of a double-blind, randomized, placebo controlled, multicenter trial. J Am Acad Dermatol. 1998;38(4):539-547

Soyland E, Funk J, Rajka G, Sandberg M, Thune P, Rustad L, Helland S, Middelfart K, Odu S, Falk ES Effect of dietary supplementation with very-long chain n-3 fatty acids in patients with psoriasis. N Engl J Med 1993;328(25):1812-1816.

Belluzzi A, Boschi S, Brignola C, Munarini A, Cariani C, Miglio F. Polyunsaturated fatty acids and inflammatory bowel disease. Am J Clin Nutr. 2000;71(suppl):339S-342S

Kuroki F, Iida M, Matsumoto T, Aoyagi K, Kanamoto K, Fujishima M. Serum n3 polyunsaturated fatty acids are depleted in Crohn's disease. Dig Dis Sci. 1997;42(6):1137-1141.

Shoda R, Matsueda K, Yamato S, Umeda N. Therapeutic efficacy of N-3 polyunsaturated fatty acid in experimental Crohn's disease. J Gastroenterol. 1995;30 (Suppl 8):98-101

Tsujikawa T, Satoh J, Uda K, Ihara T, Okamoto T, Araki Y, Sasaki M, Fujiyama Y, Bamba T. Clinical importance of n-3 fatty acid-rich diet and nutritional education for the maintenance of remission in Crohn's disease. J Gastroenterol. 2000;35(2):99-104.

Dichi I, Frenhane P, Dichi JB, Correa CR, Angeleli AY, Bicudo MH Comparison of omega-3 fatty acids and sulfasalazine in ulcerative colitis. Nutrition. 2000;16:87-90

Geerling BJ, Houwelingen AC, Badart-Smook A, Stockbrgger RW, Brummer R-JM. Fat intake and fatty Simopoulos AP. Omega-3 fatty acids in health and disease and in growth and development. Am J Clin Nutr. 1991;54(3):438-463

Kruger MC, Horrobin DF. Calcium metabolism, osteoporosis and essential fatty acids: a review. Prog Lipid Res. 1997;36:131-151.

Ward WE, Yuan YV, Cheung AM, Thompson LU Exposure to purified lignan from flaxseed (Linum usitatissmum) alters bone development in female rats. British Journal of Nutrition 2001a 86: 499-505.

Calder PC Polyunsaturated fatty acids, inflammation, and immunity. Lipids. 2001 Sep;36(9):1007-24.

Geerling BJ, Badart-Smook A, van Deursen C, van Houwelingen AC, Russel MG, Stock-brgger RW, Brummer RJ. Nutritional supplementation with N-3 fatty acids and anti-oxidants in patients with Crohn's disease in remission: effects on antioxidant status and fatty acid profile. Inflamm Bowel Dis. 2000;6(2):77-84

Geerling BJ, Houwelingen AC, Badart-Smook A, Stockbrgger RW, Brummer R-JM. Fat intake and fatty acid profile in plasma phospholipids and adipose tissue in patients with Crohn's disease, compared with controls. Am J Gastroenterol. 1999;94(2):410-417.

Zhao G, Etherton TD,Martin KR, West SG, Gillies PJ and Kris-Etherton PM Dietary -Linolenic Acid Reduces Inflammatory and Lipid Cardiovascular Risk Factors in Hyper-cholesterolemic Men and Women November 2004 J. Nutr. 134:2991-2997

Adlercreutz H. Lignans and human health. Crit Rev Clin Lab Sci. 2007;44(5-6):483-525

Lampe JW, Atkinson C, Hullar MA. Assessing Exposure to Lignans and Their Metabo lites in Humans Journal of AOAC International, 2006; 89(4): 1174-1181

Power KA, Thompson LU. Can the combination of flaxseed and its lignans with soy and its isoflavones reduce the growth stimulatory effect of soy and its isoflavones on established breast cancer? Mol Nutr Food Res. 2007 Jul;51(7):845-56

Bloedon LT, Balikai S, Chittams J, Cunnane SC, Berlin JA, Rader DJ, Szapary PO. Flax-seed and cardiovascular risk factors: results from a double blind, randomized, control-led clinical trial.. J Am Coll Nutr. 2008 Feb;27(1):65-74

Brooks JD, Ward WE, Lewis JE, Hilditch J, Nickell L, Wong E, Thompson LU. Supple-mentation with flaxseed alters estrogen metabolism in postmenopausal women to a greater extent than does supplementation with an equal amount of soy. Am J Clin Nutr. 2004 Feb;79(2):318-25.

Dodin S, Lemay A, Jacques H, Legare F, Forest JC, Masse B. The effects of flaxseed die-tary supplement on lipid profile, bone mineral density, and symptoms in menopausal women: a randomized, double-blind, wheat germ placebo-controlled clinical trial. Journal of Clinical Endocrinology and Metabolism 2005 90: 1390-1397

Dodin S, Cunnane SC, Msse B, Lemay A, Jacques H, Asselin G, Tremblay-Mercier J, Marc I, Lamarche B, Lgar F, Forest JC. Flaxseed on cardiovascular disease markers in healthy menopausal women: a randomized, double-blind, placebo-controlled trial. Nutrition. 2008 Jan;24(1):23-30.

Kris-Etherton P, Eckel RH, Howard BV, St. Jeor S, Bazzare TL. AHA Science Advisory: Lyon Diet Heart Study. Benefits of a Mediterranean-style, National Cholesterol Edu-cation Program/American Heart Association Step I Dietary Pattern on Cardiovascular Disease. Circulation. 2001;103:1823

Okamoto M, Misunobu F, Ashida K, Mifune T, Hosaki Y, Tsugeno H, Harada S,Tanizaki Y Effects of dietary supplementation with n-3 fatty acids compared with n-6 fatty acids on bronchial asthma. Int Med. 2000;39(2):107-111.

Paul KP, Leichsenring M, Pfisterer M, Mayatepek E, Wagner D, Domann M, Sonntag HG, Bremer HJ. Influence of n-6 and n-3 polyunsaturated fatty acids on the resistance to experimental tuberculosis. Metabolism. 1997;46(6):619-624.

Stichwortverzeichnis

Stichwortverzeichnis

Literatur

1. Dr. Udo Erasmus
   Fats that heal, Fats that kill
   alive books. 1996.

2. Susann Lange-Mechlen
   Stirb langsam, Dumkopf ·
   Die traurige Geschichte
   vom prozessierten Fett. 1995.

3. Hans-Ulrich Grimm
   Leinöl macht glücklich
   Dr. Watson books. 2006.

4. Dr. Johanna Budwig
   Öl-Eiweiß-Kost
   Sensei Verlag. 2004.

5. Dr. Johanna Budwig
   Krebs - Das Problem und die
   Lösung
   Sensei Verlag. 2004.

6. Joachim H. Angerstein
   Die Quark-Öl-Kur
   Heyne Verlag. 1999.

7. Dr. Ulrich Strunz / Andreas Jopp
   Fit mit Fett
   Heyne Verlag. 2002.

8. Sabine Pohl
   Das Ölbuch
   Selbstverlag. 2001.

9. Claus Barta
   Speiseöle -
   gespeicherte Sonnenkraft
   Selbstverlag. 2006.

10. Günter A. Ulmer
    Heilende Öle
    G. A. Ulmer Verlag.

11. Kent - Depesche
    Mehr wissen - besser leben
    Ausgabe 17/2004.

12. Helmut Isert
    Nachtkerzenöl
    Econ & List Verlag. 1998.

13. David Serva-Schreiber
    Die Neue Medizin der
    Emotionen
    Goldmann-Verlag. 2006.

Gesund werden & gesund bleiben

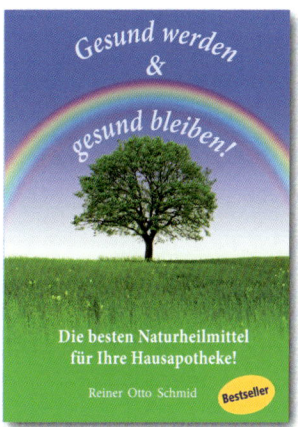

Nehmen Sie die Verantwortung für Ihre Gesundheit selbst in die Hand. Dieses Buch unterstützt Sie dabei mit einer Fülle wertvoller Hinweise. Dadurch sind Sie in der Lage, Ihre Gesundheit zu stärken und Krankheiten vorzubeugen. Der Bestsellerautor Reiner Schmid vermittelt Ihnen einen guten und schnellen Überblick über den rasch wachsenden und teilweise unübersichtlichen Markt der Gesundheitsmittel. Seine Tipps haben sich über viele Jahre im Alltag bestens bewährt. Dieses Buch ist eine wichtige Lektüre für Alle, die an effektiven, natürlichen und nebenwirkungsfreien Heilmethoden interessiert sind. Wichtige Hinweise zur Entgiftung und Steigerung der Abwehrkräfte ermöglichen Ihnen, gesund zu werden und auch dauerhaft zu bleiben.

ISBN 978-3-927676-20-6
202 Seiten / 14,80 €

Der Darm - Zentrum Ihrer Gesundheit

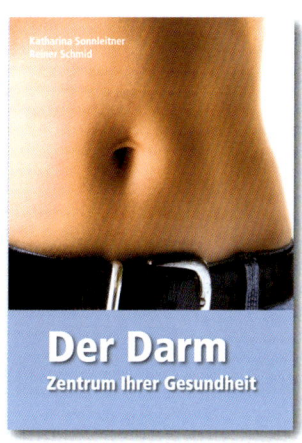

Gesunder Darm – Gesunder Mensch! Unser Darm ist nicht nur zuständig für die Aufnahme von Nährstoffen, sondern gleichzeitig unser wichtigstes Immunorgan. Das Zentrum unserer Gesundheit liegt in unserem Bauch! Der Darm hat ungeahnte Auswirkungen auf das gesamte körperliche und seelische Wohlbefinden.

Ständig krank und keiner weiß warum… Naturärzte und Heilpraktiker suchen und finden die Ursache oft in einem kranken Darm. Dieser Ratgeber bietet Ihnen einen kompakten und verständlichen Überblick darüber, wie Sie Ihre Gesundheit dauerhaft verbessern können.

ISBN 978-3-927676-21-3
144 Seiten / 14,80 €

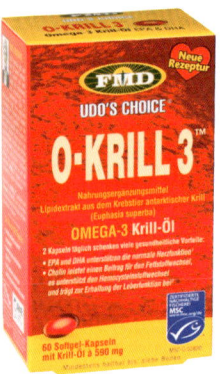
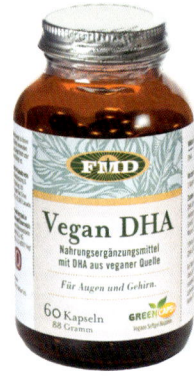
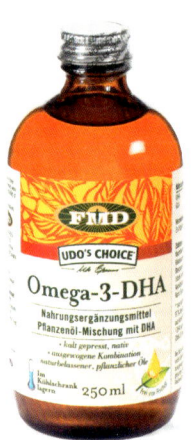
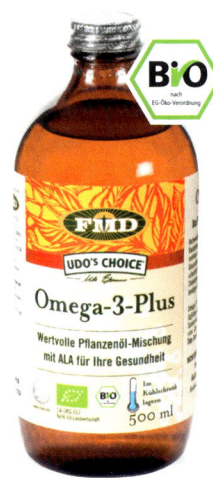
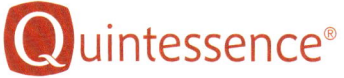